# HAUT & GESCHLECHTSORGANE

# HAUT
# &
# GESCHLECHTSORGANE

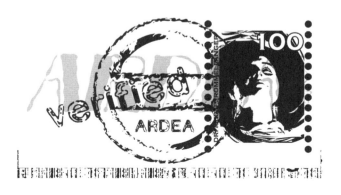

**... UND LERNEN MACHT SPASS**

## HAUT & GESCHLECHTSORGANE

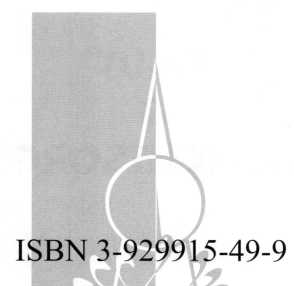

ISBN 3-929915-49-9

© ARDEA® - Verlag

Die vorliegenden Fragen dürfen im Sinne des Autors und des Verlags
für **AMTSARZTPRÜFUNGEN** benutzt werden.
Alle anderen Nutzungen bedürfen der Genehmigung des Verlags.

Karl Heinz Herzog
Neudörfer Str. 6 - 8
90402 Nürnberg
Phone: 0911-77 67 91 | Fax: 0911/ 77 67 94
E-mail: Verlag@ardea.de
www.ardea.de
www.takahe.com

# HAUT & GESCHLECHTSORGANE

**Endlich ...**

werden viele sagen *(mich eingeschlossen)* gibt es wieder etwas Neues aus dem ARDEA®-Verlag.
Wir sind in den letzten Jahren mit allem eingedeckt gewesen, was man sich nur vorstellen kann und mit ein wenig darüber hinaus auch.
Wer unsere Homepage mal wieder besucht hat *(entweder noch unter der provisorischen Adresse http://**www.takahe.com** oder vielleicht auch mittlerweile schon wieder unter unserer angestammten Seite **http://www.ardea.de**)*, der hat schon gemerkt, daß wir uns wieder mehr dem "normalen" Geschäftsgang widmen können.
Wer darüber hinaus ein wenig auf den Seiten gestöbert hat - vor allem auf den Seiten „**Über uns**" und „**Verlagsleben**", der bekommt eine Ahnung, was wir da alles um die Ohren hatten und haben.
Wer Schüler ist, oder mal den Unterricht von Frau Dr. Rommelfanger besucht hat, der weiß, wieviel Arbeit und Vorbereitung in unserer Ausbildung steckt *(und Frau Dr. Rommelfanger überarbeitet ständig ihre Vorlesungen)*.
All diese Arbeiten, der Umzug, die Umstellung des Unterrichts zur Projektion über Rechner, der Ärger mit unserem Internetauftritt *(der Shop gehört da leider noch zu den lebenden Leichen)*, die Umstellung auf einen neuen und besseren Satz und all die tausend Kleinigkeiten haben eben ihren Tribut gefordert ... aber allmählich wird die Last leichter und wir haben wieder mehr Zeit für neue (Un-)Taten.
Das jüngste Projekt halten Sie gerade in Händen und dafür dürfen Sie sich bei unseren Schülern bedanken, die uns keine Ruhe gelassen haben und solange genöhlt haben, bis wir das nicht mehr hören konnten und uns an das Thema gesetzt haben.
An sich macht das Thema "Haut" nur im Vierfarbdruck Sinn und solange es nach offizieller Aussage "nicht standardmäßig in jedem Gesundheitsamt, das die Prüfungen durchführt, einen Farb-Laserdrucker gibt", beschränkt sich das Thema Haut mit all seinen schönen bunten Bilderchen auf die **Mündliche**, bei der man Ihnen dann einen Atlas vorlegt mit abgedecktem Kommentar und Sie dürfen dann etwas dazu erzählen *(wir haben übrigens so einen Atlas bei uns im Shop: **www.ardea-shop.de**)*.
Es gibt aber auch Fragen, die sich in der Schriftlichen stellen lassen und deshalb haben wir Ihnen hier 55 Fragen zusammengestellt. Der Aufbau, die Kommentare und der ganz persönliche Stil wird Ihnen vielleicht bekannt vorkommen - bekannt wird Ihnen vor allem eines vorkommen: der **Lerneffekt mit Spaßfaktor** ...

## ... UND LERNEN MACHT SPASS

# HAUT & GESCHLECHTSORGANE

## Unsere Heinzelmännchen ...

schlechte Prognose, ein Nachteil oder halt einfach „schlechte Karten"

gute Prognose, Vorteil, günstig für Sie

Hinweise, Tips oder auch Wichtiges für die Prüfung was nirgendwo steht aber schon nützlich war.

Wiederum Hinweise (*Sie sehen, Sie werden verwöhnt*), auch Hinweise, Querverweise auf andere Themen oder Fragen, bzw. auch ... daraus folgt, ... das führt zu

Untersuchung, Diagnose

Therapie

Wichtig, aufgepaßt ....Obacht!!

Komplikationen, auch **ACHTUNG!** oder Vorzeichen für ernstere Zwischenfälle.

Impfung, Impfhinweise

Aufzählungen, wichtige Punkte (*die z. T. auch schon wörtlich so gefordert wurden!*)

ebenfalls Aufzählungen, aber (*meist*) thematisch untergeordnet (*im Sinne der Frage*)

Beschwerden des Patienten, die er bei der Anamnese äußert.

Labor; Befunde, apparative Diagnostik.

klinische Erscheinungen.

bei diesem Symbol sollte Ihnen ein Licht aufgehen. Meist handelt es sich um pathophysiologische Fakten, oder um Zusammenhänge

hier sollten Sie nachsehen bei ...

ganz besonders wichtig für Sie: BEHANDLUNGSVERBOT !!

das gehört ebenfalls zur ... GESETZESKUNDE !!

# HAUT & GESCHLECHTSORGANE

**1** Aussagenkombination

**Welche der folgenden Aussagen zu Wachstum und Entwicklung von Kindern trifft *(treffen)* zu?**

**1** Im Alter von 5 bis 6 Monaten hat sich in der Regel das Geburtsgewicht verdoppelt.

**2** Die meisten Kinder sind bei der Geburt 40 bis 45 cm lang.

**3** Ein altersgerecht entwickelter Säugling kann im Alter von 10 Monaten frei sitzen.

**4** Ein altersgerecht entwickeltes Kind kann im Alter von 12 Monaten frei laufen.

**5** Bezogen auf das Körpergewicht haben Säuglinge einen höheren Flüssigkeitsbedarf als Erwachsene.

**A** Nur die Aussagen 1, 3, 4 und 5 sind richtig

**B** Nur die Aussagen 2, 4 und 5 sind richtig

**C** Nur die Aussagen 1, 3 und 5 sind richtig

**D** Nur die Aussagen 1 und 3 sind richtig

**E** Alle Aussagen sind richtig

# HAUT & GESCHLECHTSORGANE

## [x] Antwort: Lösung C.

*Nicht nur (werdende) Mütter sollten sich mit der normgerechten Kinderentwicklung auskennen – schließlich werden Sie später in Ihrer Praxis etliche der kleinen Patienten zu Gesicht bekommen...*

Einige der **NORMWERTE** werden gerne und immer wieder gefragt:
📖 **siehe Spicker Kinderentwicklung**

Ein normgerecht entwickeltes **NEUGEBORENES** hat eine
- ➡ **KÖRPERLÄNGE** von **CA. 50 CM** und
- ➡ **WIEGT** im Durchschnitt **7 PFUND**.

**2** Damit ist die Aussage 2 schon mal falsch.

**1** Zwischen dem **5.** und dem **6. LEBENSMONAT** hat sich das
- ➡ **GEBURTSGEWICHT VERDOPPELT** und die
- ➡ Körperlänge ist jetzt ca. 65 cm.

Ab dem **8. MONAT** bilden sich die **PYRAMIDENBAHNREFLEXE** zurück. Zu den Pyramidenbahnreflexen gehören u. a.

- der Moro-Reflex,
- der Schreitreflex des Neugeborenen,
- der Saugreflex und der berühmteste von allen,
- der Babinski-Reflex.

Diese Reflexe zeigen an, daß die Pyramidenbahn nicht funktioniert – entweder
- ➡ **NOCH NICHT**, bei den **KINDERN**, oder
- ➡ **NICHT MEHR** bei Schädigungen des ZNS des **ERWACHSENEN**.

📖 **siehe Amtsarztfragen Nervensystem Vorklinik**

# HAUT & GESCHLECHTSORGANE

Ab dem **9. MONAT** fängt
- das **FREIE SITZEN** an und manche Kinder können mit Unterstützung schon stehen.

3 Es ist damit anzunehmen, daß ein normal entwickeltes Kind mit **10 MONATEN FREI SITZEN** kann.

Mit **1 JAHR** hat sich das
- **GEBURTSGEWICHT VERDREIFACHT** *(ca. 10 kg)*,
- die Körpergröße beträgt ca. 75 cm und
- das Kind kann **SICHER STEHEN**; ev. auch schon mit Unterstützung einige Schritte gehen.

4 **FREI LAUFEN** klappt in der Regel aber erst mit dem **15. LEBENSMONAT**; ganz entwickelt ist das Stehen und Gehen erst mit dem **2. LEBENSJAHR**.

5 Da Kinder im Verhältnis zum Volumen eine große Körperoberfläche haben, ist nicht nur die Wärmeabstrahlung vermehrt, sondern auch die Verdunstung über die Haut.

Außerdem hat ein wachsender Organismus einen relativ angekurbelten Stoffwechsel; und die Stoffwechselschlacken können „in flüssiger Phase" am einfachsten entsorgt werden.

Kinder brauchen **IM VERHÄLTNIS** immer **mehr Flüssigkeit** als Erwachsene:
- als Säuglinge 400 bis 600 ml,
- im 2. und 3. Lebensjahr dann bis 750 ml, im
- 4. und 5. Lebensjahr bis 850 ml etc.

**... UND LERNEN MACHT SPASS**

# HAUT & GESCHLECHTSORGANE

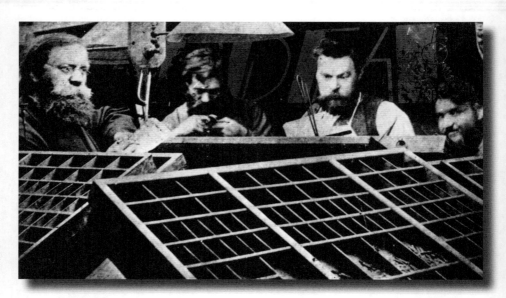

Wie Sie sich schon immer gedacht haben, arbeiten wir mit den modernsten Mitteln, um Ihre geliebten Amtsarztfragen zu drucken.
Unser erfahrenes Spezialistenteam arbeitet Tag und Nacht, um Ihnen den aufwendigen Satz zu gewährleisten, den Sie von uns gewohnt sind.
Sie sehen von links nach rechts: Karl Klauber *(Großbuchstaben)*, Anton Kurat (Kleinbuchstaben), Samuel Kolon (Satzzeichen) und Peter Teufel (Druckjfehler).

*Pst ... Sie sollten nur mal unsere EDV sehen (Seite 146)*

## OHNE ARDEA FEHLT DIR WAS!

Prüfungsvorbereitung für die amtsärztliche Überprüfung zur Ausübung der Heilkunde von und mit Frau Dr. Rommelfanger.

**Ob als Buch oder Spicker,
ob live im eigenen Ausbildungszentrum
immer erste Wahl!**

WWW.ARDEA.DE

# HAUT & GESCHLECHTSORGANE

**2   Einfachauswahl**

**Welche Aussage zur Schwangerschaft trifft zu?**

**A**   Das typische Schwangerschaftserbrechen findet man vor allem im letzten Trimenon.

**B**   Eine Proteinurie mit Bluthochdruck und generalisierten Ödemen ist eine häufige, harmlose Begleiterscheinung.

**C**   Die Gewichtszunahme bis zum Ende der Schwangerschaft beträgt normalerweise ca. 5 kg.

**D**   Schwangerschaftsstreifen *(Striae gravidarum)* treten bei jeder Schwangerschaft auf.

**E**   Gegen Ende einer Schwangerschaft kann es durch Restharnbildung vermehrt zu Harnwegsinfektionen kommen.

# HAUT & GESCHLECHTSORGANE

## ☒ Antwort: Lösung E.

Eine **Schwangerschaft** dauert normalerweise

- **40 WOCHEN** genauer gesagt
- 280 bis 282 Tage nach der letzten Monatsblutung.

Die physiologische **UMSTELLUNG DES KÖRPERS** steht ganz im Dienst des sich entwickelnden Lebens und seiner Anforderungen an den mütterlichen Kreislauf und Stoffwechsel.

Um die Schlackenstoffe besser abtransportieren zu können, wird das **BLUTVOLUMEN** erhöht – bis auf 7 Liter.

Folgen dieser „Verwässerung" des Blutes sind

- ein **ERNIEDRIGTER EISENSPIEGEL** *(bei normalen Erythrozyten)*
- siehe **Amtsarztfragen Hämatologie** –
- und der Verdünnungseffekt auf das **MAGNESIUM**, was vielen Schwangeren ab der 2. Hälfte der Schwangerschaft nächtliche **WADENKRÄMPFE** einbringen kann.

Sichtbare Folgen dieser Blutplasmavermehrung sind außer

- erweiterten **BEINVENEN** *(die sich hoffentlich nach der Entbindung wieder zurückbilden)*, auch eine
- Wassereinlagerung in der Haut. Das ist der Grund, warum Schwangerschaft „schön" machen kann....

**A** Die **STOFFWECHSELUMSTELLUNG** ist allerdings gravierend.

- Ein Zeichen dafür ist das **SCHWANGERSCHAFTSERBRECHEN**, das typischerweise in den **ERSTEN 3 MONATEN** *(im ersten Trimenon)* auftritt. Der Körper der Frau muß nicht nur mit den „Abfallstoffen" des kindlichen Organismus fertig werden, sondern auch tolerieren, daß das Kind samt der Plazenta nicht abgestoßen wird – und das, obwohl es sich um körperfremde, genetisch verschiedene Zellen handelt.
- Diese **FRÜHGESTOSE** sollte allerdings bis zum 4. Schwangerschaftsmonat vorbei sein.

# HAUT & GESCHLECHTSORGANE

Damit ist aber noch nicht alle Gefahr gebannt: es gibt noch eine **SPÄTGESTOSE**,
⇒ die **EPH-GESTOSE**.

**B** Sie tritt später auf und stellt quasi ein Nierenversagen dar. Die Patientin bekommt
- **ÖDEME** *(Edema auf Englisch,)*
- der **BLUTDRUCK** steigt *(Hypertonus)* und es entwickelt sich eine
- **PROTEINURIE**.

Das Ödem kann sich in allen Organen bemerkbar machen; besonders unangenehm wird's wenn das Gehirn betroffen ist. Die Patientin bekommt dann epileptische Anfälle ...
⇒ die **EKLAMPSIE**.

Wenn man die Sache gar nicht anders in den Griff bekommt, muß die Geburt eingeleitet werden, um das Leben der Patientin zu schützen.
Harmlos ist diese EPH-Gestose also wahrhaftig nicht!

**C** In der Schwangerschaft kommt es logischerweise zu einer **GEWICHTSZUNAHME**: das Kind wiegt was, die erhöhte Wassereinlagerung, das Fruchtwasser, etc. – summa sumarum kommt man auf **10** bis **12** *(bis 15)* **KG**.

**D** **STRIAE** sind **SEHR HÄUFIG** *(häufig ist nicht immer!)* und entwickeln sich in der 2. Hälfte der Schwangerschaft; sie sind im Anfang livide und verfärben sich nach der Geburt hell.

**E** Gegen Ende der Schwangerschaft wird's eng im Bauch: das Kind verdrängt die inneren Organe und kann auch mal auf den **ABLEITENDEN HARNWEGEN** zu liegen kommen.

Wie schon Virchow sagte: wo Retention, da Infektion; somit tritt in der Schwangerschaft häufiger ein **HARNWEGSINFEKT** auf.

Das Dumme ist nur, daß es in der Schwangerschaft immer ein Risiko ist, mit Antibiotika zu behandeln...

**... UND LERNEN MACHT SPASS**

# HAUT & GESCHLECHTSORGANE

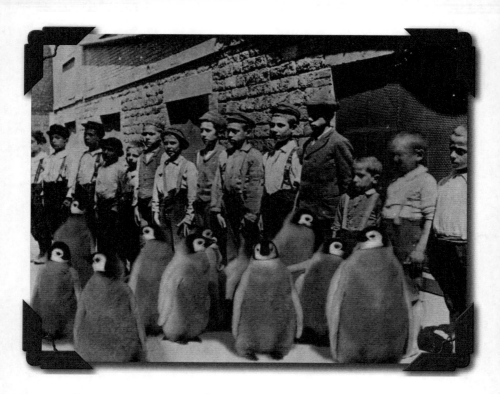

*Wir lernen mit ARDEA,
weil lernen Spaß machen muß!*

## OHNE ARDEA FEHLT DIR WAS!

Prüfungsvorbereitung für die amtsärztliche Überprüfung zur Ausübung der Heilkunde von und mit Frau Dr. Rommelfanger.

**Ob als Buch oder Spicker,
ob live im eigenen Ausbildungszentrum
immer erste Wahl!**

WWW.ARDEA.DE

# HAUT & GESCHLECHTSORGANE

**3    Mehrfachauswahl**

Welche der folgenden Aussagen zu Neugeborenen und Säuglingen treffen zu?

Wählen Sie **zwei** Antworten!

**A**   Der erste Zahn erscheint normalerweise im 3. Lebensmonat.

**B**   Die große Fontanelle ist bei normgerechter Entwicklung im 2. Lebensjahr geschlossen.

**C**   Mit 8 Monaten kann ein Kind bei normgerechter Entwicklung 2-Wort-Sätze sprechen.

**D**   Im Alter von 5 bis 6 Monaten hat sich das Körpergewicht normalerweise verdoppelt.

**E**   Der Blutdruck eines Neugeborenen beträgt normalerweise 120/80, der Puls liegt bei ca. 90/Min.

# HAUT & GESCHLECHTSORGANE

**☒ Antwort: Lösung B und D**

*Nun, einen Teil der Antwort haben wir ja noch gewußt – oder?*

Das **KÖRPERGEWICHT**

**D** 👉 **VERDOPPELT** sich zwischen dem **5. UND 6. MONAT**
   👉 und hat sich bis zum **12. MONAT VERDREIFACHT**.

**E** Der **BLUTDRUCK**, gemessen am Arm *(nach Riva-Rocci)* ist bei Neugeborenen sehr niedrig, da die Gefäße extrem elastisch sind und die vom Herzen erzeugte Pulswelle wesentlich schneller als bei Erwachsenen in der Peripherie verebbt. Die Windkesselfunktion der großen Gefäße ist deutlich ausgeprägt; sie verliert sich erst später, wenn die Gefäße härter werden und wenn irgendwann die Arteriosklerose einsetzt ...

📖 **siehe Amtsarztfragen Herz/Kreislauf Vorklinik.**

Gesunde Neugeborene haben *(gemessen am Arm - mit einer Säuglingsmanschette\*)* einen

➡ **BLUTDRUCK** von ca. **80/50** mit einer
➡ **PULSFREQUENZ** von ca. **120/MIN**.

Rechnerisch liegt zwar eine Schocksymptomatik vor *(Puls höher als der systolische Blutdruck)*; der neue Erdenbürger erfreut sich aber bei diesen Werten bester Gesundheit.

👉 Der rechnerische Schockindex gilt nur bei älteren Kindern und bei Erwachsenen.

**A** Allerdings ist der 3. Monat für die **ZÄHNE** schon bißchen früh – der erste Zahn erscheint im **7. MONAT**.
*Nachdem Kinder normalerweise bis zum 4. Monat mit Milch ernährt werden, brauchen sie so früh auch noch keine Zähne*

---

\*Wo bekommt man solch eine Manschette? Natürlich im ARDEA®-Shop unter **www.ardea-shop.de**

# HAUT & GESCHLECHTSORGANE

☼ ➡ Damit das **GEHIRN** noch wachsen kann, sind die Schädelknochen bei der Geburt noch nicht miteinander knöchern verwachsen, sondern durch bindegewebige Flächen miteinander verbunden. An Stellen, an denen 3 oder 4 dieser platten Schädelknochen aneinander grenzen, sind diese bindegewebige Flächen etwas größer und tastbar:

➡ die **FONTANELLEN**.

- Die **GROSSE FONTANELLE** liegt so ziemlich am höchsten Punkt des Schädels, zwischen den Stirnbeinen und den Scheitelbeinen und beginnt sich gegen Ende des ersten Lebensjahres zu schließen;

**B** ➡ im **2. LEBENSJAHR** ist die große Fontanelle dann wohl geschlossen.

- Die **KLEINE FONTANELLE** liegt am Hinterkopf zwischen den Scheitelbeinen und dem Hinterhauptsbein; sie ist kleiner und schließt sich schon früher, ungefähr im **4. MONAT**.

☞ *Übrigens: eine wirklich vollständige Verknöcherung der Schädelknochen ist erst jenseits des 40. Lebensjahres abgeschlossen.*


**SPRECHEN** hängt stark mit der Entwicklung des **NERVENSYSTEMS**, des Gehirns zusammen. Sprache hat außerdem viel mit **GEDÄCHTNIS** zu tun und solange das Gehirn noch nicht fertig ist, kann mit einem vollständigen Erwerb der Sprache auch nicht zu rechnen sein.

Deshalb entwickelt sich die Sprache auch schrittweise:

➡ mit einem **HALBEN JAHR** beginnt das Kind zu **LALLEN**, d. h. es versucht bereits sich verständlich zu machen. Wenn das Kind hier die entsprechende Zuwendung erhält, werden die Laute immer ausdrucksvoller,
➡ Mit **1 JAHR** tauchen so genannte „**1-WORT-SÄTZE**" auf, im
➡ **2. LEBENSJAHR 2-WORT-SÄTZE**,
➡ im **3. LEBENSJAHR 3-WORT-SÄTZE**.
➡ **AB 3 JAHREN** ist ein Wortschatz von ca. 1000 Wörter vorhanden und das Kind besitzt schon eine einfache **SPRACHE**.

**C** Mit 8 Monaten sind die 2-Wort-Sätze doch etwas zu früh.

## ... UND LERNEN MACHT SPASS

# HAUT & GESCHLECHTSORGANE

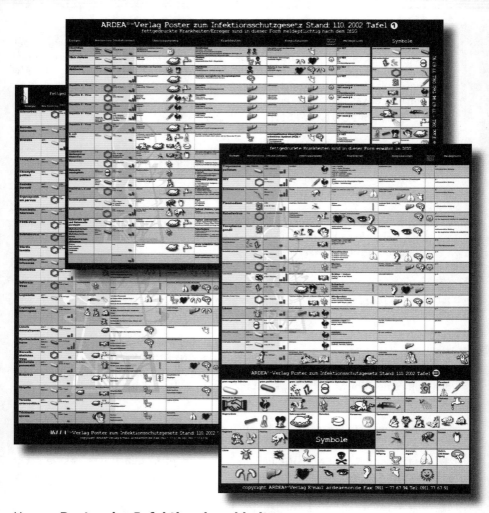

Unsere **Poster der Infektionskrankheiten**

Auf drei Poster verteilt im passenden "zum-auf-die-Tür-kleben-Format" (ca 50x70) nach der besten und einzigen Systematik strukturiert, die sich für das Infektionsschutzgesetz überhaupt noch finden läßt.
Alle drei Poster (Schwarz/weiß) zusammen sind **EIN SATZ**. Wenn Sie sich zusammentun und mehrere Sätze bestellen, sparen Sie beim Porto.

Zu bestellen direkt beim Verlag:
**www.ardea-shop.de**
Tel: 0911-77 67 91     Fax: 0911-77 67 94     oder per mail     info@ardea.de

# HAUT & GESCHLECHTSORGANE

**4    Aussagenkombination**

**Welche der folgenden Aussagen zu Erkrankungen der Gebärmutter treffen zu?**

**1**   Ein Uterusmyom ist ein gutartiger Tumor der Gebärmutter.
**2**   Bei der Entstehung des Gebärmutterhals-Karzinoms können Viren einen wesentlichen Anteil haben.
**3**   Das Korpuskarzinom kommt vor allem bei jüngeren Frauen vor.
**4**   Zervixpolypen führen häufig zu Ausfluß.
**5**   Karzinome der Gebärmutter kommen bei Frauen, die die Pille genommen haben, seltener vor.

**A**   Nur die Aussagen 1 und 2 sind richtig
**B**   Nur die Aussagen 2, 3 und 5 sind richtig
**C**   Nur die Aussagen 1, 2 und 4 sind richtig
**D**   Nur die Aussagen 1, 3 und 4 sind richtig
**E**   Alle Aussagen sind richtig

# HAUT & GESCHLECHTSORGANE

[x] **Antwort: Lösung C.**

**1** Ein **MYOM** ist, wie der Name schon sagt, ein **MUSKELTUMOR** der Gebärmutter und noch dazu ein **GUTARTIGER TUMOR**.

☼ Myome entwickeln sich häufig zwischen **40** und **50**; Östrogene lassen die Myome wachsen.
Das bedeutet, daß in den **WECHSELJAHREN** das Myom wieder **SCHRUMPFT**. Frauen, die spät in die Menopause kommen, haben häufiger Myome als Frauen, die schon früh keine Periodenblutung mehr hatten.

Die Symptome dieser Myome lassen sich aus ihrer Größe ableiten:

- sie können auf die **BLASE** drücken oder den **URETER** komprimieren;
- selten können sie, wenn sie außen am Uterus sitzen mit einer Stieldrehung einhergehen und ein **AKUTES ABDOMEN** verursachen.
- Sie können eventuell einen Blutstau im Uterus verursachen und damit zu einer **VERSTÄRKTEN PERIODENBLUTUNG** führen.

Die meisten Myome sind jedoch symptomlos; das Entartungsrisiko ist extrem gering *(0,2%)*.

**2** Das **CERVIX-KARZINOM** entwickelt sich oft auf dem Boden einer Infektion mit **PAPILLOMVIREN**.

☼ Frühe sexuelle Kontakte und häufig wechselnde Partner begünstigen auf der einen Seite eine *(chronische)* Infektion mit Viren und in deren Folge die Entstehung des Cervix-Karzinoms.

⊢── Deshalb sollten junge Frauen gegen diese Viren **GEIMPFT** werden!

Das Cervix-Karzinom kann durch einen **ABSTRICH** vom Muttermund erkannt werden; die Zellen werden nach **PAPANICOLAOU** angefärbt und man sieht möglicherweise diverse Stadien von dysplastischen Zellen.
Man unterscheidet "Pap 1" bis "Pap 6" - wobei "Pap 1" der unauffälligste Befund ist, während "Pap 6" ziemlich sicher mit einem Karzinom einhergeht.

Kennzeichen eines Zervix-Karzinoms sind typischerweise

- **BLUTUNGEN** *(wie bei jedem Karzinom)* und
- **DUNKLER AUSFLUSS**.

Das Zervix-Karzinom kann man, wenn es noch nicht zu weit fortgeschritten ist, recht gut operieren; bei dieser **KONISATION** schneidet man nur die betroffenen Anteile des Gebärmutterhalses aus; die Gebärmutter ist ansonsten noch intakt und die Patientin kann noch Kinder bekommen.

# HAUT & GESCHLECHTSORGANE

**3**  Das **KORPUSKARZINOM** ist ein ganz anderer Tumor: er tritt jenseits des 50. Lebensjahres auf und ist ein Tumor des **ENDOMETRIUMS**.

Die Patientinnen sind oft
- adipös und haben einen
- Diabetes, sowie oft auch einen
- hohen Blutdruck.

Kennzeichen hierbei ist die
- **BLUTUNG** jenseits der Menopause
- oder auch wieder ein **DUNKLER AUSFLUSS**.

Hier hilft der Abstrich als Vorsorgeuntersuchung nichts; bei „komischen" Blutungen bei älteren Patientinnen muß man eine **AUSSCHABUNG** machen.

**4**  **ZERVIXPOLYPEN** entstehen, wenn eine *(kleinere?)* Stelle von Endometrium **HYPERTROPHIERT** und in den Gebärmutterhalskanal vorfällt.

Sie können sich klinisch eventuell gar nicht bemerkbar machen, häufiger ist jedoch **SCHLEIMABGANG** *(Ausfluß)* durch das gereizte Endometrium. Seltener kann es auch mal zu **BLUTUNGEN** kommen.

Zervixpolypen werden in der Regel bei einer gynäkologischen Untersuchung einfach abgezwickt und damit ist die Sache erledigt; Differentialdiagnose ist jedoch immer das Cervix-Karzinom!

**5**  Die **PILLE**, also Hormongaben verhindern Karzinome **NICHT**.

Bei jungen Frauen tritt das Cervix-Karzinom häufiger auf, wenn sie die Pille genommen haben *(Sexualverhalten!)*; das Endometriumkarzinom der ältern Frau hat z. T. Östrogenrezeptoren.
Es wird diskutiert, ob die Entstehung des Endometriumkarzinoms nicht auch mit einem Überangebot von Östrogen und einem relativen Fehlen von Gestagenen zu tun hat – einige Karzinompatientinnen hatten vor der Menopause besonders viele anovulatorische Zyklen.

**... UND LERNEN MACHT SPASS**

# HAUT & GESCHLECHTSORGANE

## Amtsarztfragen — Dr. med. P. Rommelfanger

|  |  |
|---|---|
| Atmungsorgane | |
| Bewegungsapparat | Neuauflage |
| Checkbuch | Ausverkauf! |
| Differentialdiagnose Band 1 | |
| Differentialdiagnose Band 2 | |
| Gesetzeskunde 2.0 (IfSG) | |
| Bundle Gesetzeskunde (BSeuchG) & update & Gesetzeskunde (IfSG) 2.0 | |
| Hämatologie | |
| Hals-Nase-Ohren | |
| Haut&Geschlechtsorgane | NEU! |
| Herz/Kreislauf Vorklinik | |
| Herz/Kreislauf Klinik | Neuauflage |
| Hormonsystem | |
| Immunologie | |
| Infektionskrankheiten | Neuauflage |
| Mikrobiologie/Hygiene | |
| Niere | |
| Nervensystem Vorklinik | Neuauflage |
| Nervensystem Klinik | |
| Notfallmedizin | |
| Psychiatrie | Neuauflage |
| Psychotherapie Band 1 | |
| Psychotherapie Band 2 | Neuauflage |
| Psychotherapie Band 3 | |
| Stoffwechselerkrankungen | |
| Vademecum HP | Neuauflage |
| Vademecum Psychotherapie | |
| Verdauungsorgane Vorklinik | |
| Verdauungsorgane Klinik | |

## Lehrbücher — Dr. med. P. Rommelfanger

|  |
|---|
| Grundlagen d. psychoneuralen Therapie® |
| Die Segmenttherapie |
| Atlas der Reflexzonendiagnose |
| Aktuelle Gesetzeskunde |

LIEFERBARKEIT BITTE IM INTERNET KONTROLLIEREN

In der Reihe der **Amtsarztfragen** wird anhand von authentischen Prüfungsfragen der Prüfungsmodus vermittelt, sowie dank der Kommentierung der Fragen durch Frau Dr. Rommelfanger das jeweilige Wissensgebiet erarbeitet. Die Reihe wurde mit jeder Auflage immer wieder aktualisiert und wird momentan komplett überarbeitet. Daher kann es passieren, daß Titel einige Zeit vergriffen sind, aber dafür kriegen Sie **NOCH BESSERE** Bücher Ihrer Lieblingsautorin!
Bei den Lehrbüchern gibt es sowohl für die Psychos, als auch für die HP's die aktuelle (*aktualisierte*) Gesetzeskunde als Paragraphenwerk mit Kommentar (*Rommelfanger*). Die Fragen zu den Gesetzen dürfen Sie sich hier selber stellen.
Das Zuckerle für die HP's haben wir uns zum Schluß aufgehoben: Die

## Schriften zur Neuraltherapie

Hier hat Frau Dr. Rommelfanger uns die wissenschaftlichen Hintergründe der Regelkreise von Erkrankungen zusammengefaßt, sowie die Behandlung durch Neuraltherapie über die Segmente.
Eine bildhafte Erfassung und Darstellung der Segmente und Reflexzonen des Körpers zur Diagnose und Therapie finden Sie schließlich in ihrem

**ATLAS DER REFLEXZONENDIAGNOSE.**

**WWW.ARDEA.DE**

## HAUT & GESCHLECHTSORGANE

**5   Einfachauswahl**

**Welche Aussage zur Endometriose trifft zu?**

**A**   Bei der Endometriose handelt es sich um eine pathologisch veränderte Schleimhaut in der Gebärmutter.
**B**   Der Altersgipfel liegt zwischen 14 und 25 Jahren.
**C**   Während der Periode können Schmerzen außerhalb des Unterbauchs auftreten.
**D**   Die Fruchtbarkeit ist nicht gestört.
**E**   Es kommt zum intermittierenden Ausbleiben der Periode.

# HAUT & GESCHLECHTSORGANE

## ☒ Antwort: Lösung C.

Die **ENDOMETRIOSE** ist eine Krankheit, die durch **EKTOPISCHE HERDE VON ENDOMETRIUM** gekennzeichnet ist;

im Klartext: im Körper tritt Endometrium an ungewöhnlichen Stellen auf, also außerhalb der Gebärmutter.

Ihrer Phantasie ist keine Grenze gesetzt: das Endometrium kann außen auf der Gebärmutter, innerhalb der Muskelschicht der Gebärmutter, auf dem Eileiter, auf dem Darm, in der Lunge, in Gelenke, in Knochen, auf der Haut – also wirklich überall auftreten.

**A**  Die **SCHLEIMHAUT** selbst ist nicht verändert; sie ist halt eben nur an der falschen Stelle.

**E**  Nachdem die Schleimhaut normal ausgestaltet ist, kommt es auch **NICHT** zum **AUSBLEIBEN DER PERIODE**.
Im Gegenteil: diese atopischen Stellen mit Endometrium reagieren genauso wie die „Orginal"-Schleimhaut auch: alle 4 Wochen gibt's eine Blutung.

➡ Nur in diesem Fall kann das Blut nicht abfließen...

**C**  **BLUTUNGEN** - z. B. in die freie Bauchhöhle hinein - **SCHMERZEN** höllisch; auch Blutungen in ein Gelenk sind nicht so wirklich erstrebenswert.
Nachdem es aber schwierig ist, festzustellen, wie viel Schmerzen man *(frau)* während der Periode haben darf, wird die Diagnose eher spät gestellt.

**B**  Die **ENDOMETRIOSE** wird häufig zwischen 30 und 40 diagnostiziert ...

**D**  und zwar gehen die Patientinnen häufig deswegen zum Gynäkologen, weil sie nicht schwanger werden.
Die **STERILITÄT** kommt dadurch zustande, daß Herde, die im Isthmus der Tube *(also in der physiologischen Engstelle des Eileiters)* sitzen, diese verschließen können. Bei der Untersuchung findet man einen nicht mehr durchgängigen Eileiter, der z. T. mit altem Blut gefüllt und mit der Umgebung verbacken ist.
Außerdem können Endometrioseherde **PROSTAGLANDINE** freisetzen; diese Gewebshormone erschweren zusätzlich die Einnistung des Eis in der Gebärmutterschleimhaut.

Man sagt, daß die Trias
- **DYSMENORRHOE** *(Schmerzen bei der Periode)* +
- **BLUTUNGEN** +
- **STERILITÄT** an **ENDOMETRIOSE** denken lassen sollten.

Die Therapie der Endometriose ist in erster Linie eine **HORMONTHERAPIE**; man versucht die Proliferation des Endometrioseepithels zu hemmen. Größere Herde werden operativ entfernt.

# HAUT & GESCHLECHTSORGANE

**6  Einfachauswahl**

**Welche Aussage zu Erkrankungen der Prostata trifft zu?**

A  Ursache eines Prostataadenoms sind oft gramnegative Bakterien.

B  Leitsymptom des Prostatakarzinoms ist eine eitrige Sekretion aus der Harnröhre.

C  Eine akute Prostatitis ist schmerzhaft und muß sofort behandelt werden.

D  Ein Harnverhalt kann bei Prostataerkrankungen im Gegensatz zu Blasenentzündungen nicht vorkommen.

E  Das Prostatakarzinom tritt häufig zwischen dem 30. und 40. Lebensjahr auf.

# HAUT & GESCHLECHTSORGANE

[x] **Antwort: Lösung C.**

☞ *Nicht daß unsere Herren zu kurz kommen ...*

Die **PROSTATA** liegt unter der **BLASE** und auf dem muskulären Beckenboden und sie umschließt die **URETHRA**.

*Damit wissen wird doch schon Einiges ...*

Bei einer **VERGRÖSSERUNG DER PROSTATA** kann das Lumen der Harnröhre verkleinert werden und es kann zu **MIKTIONSSTÖRUNGEN** kommen.
📖 siehe Amtsarztfragen Niere.

**D** Damit rückt ein **HARNVERHALT**, d. h. das Unvermögen Urin zu lassen bei voller Blase durchaus in den Bereich des Möglichen.
Bei **BLASENENTZÜNDUNGEN** kommt so was **NICHT** vor
⇒ Blasenentzündungen sind „nur" schmerzhaft.

Und dann kann der Prostata passieren, was jedem Organ zustoßen kann:
⇒ sie kann sich entzünden.

Eine akute *(infektiöse)* **PROSTATITIS** ist
**C**
- saumäßig **SCHMERZHAFT**,
- geht mit **FIEBER** bis hin zu Schüttelfrost einher,
- deutlich **REDUZIERTEM ALLGEMEINZUSTAND**,
- **BRENNEN** beim Wasserlassen und einer
- **HARNABFLUSSBEHINDERUNG** bis hin zum akuten Harnverhalt.
- Bei der rektalen Untersuchung ist die Prostata vergrößert und sehr **SCHMERZHAFT** zu tasten.

👁 Wenn ein Harnverhalt droht, ist das eine akute Behandlungsindikation *(Bettruhe, entzündungshemmende Mittel, Antibiotika, ev. Katheter)*.

# HAUT & GESCHLECHTSORGANE

Das **PROSTATAADENOM** nennt man auch **PROSTATAHYPERPLASIE**. Es handelt sich um eine gutartige Vergrößerung der Drüse, deren Ursache in Hormonverschiebungen zu suchen ist.
Entwicklungsgeschichtlich stammt der **MITTLERE TEIL** der Prostata aus dem weiblichen Genitaltrakt – wir sind alle in der Embryonalzeit erst mal als Zwitter angelegt. Die Hormone in der Embryonalzeit entscheiden dann, welche Teile weiter wachsen und sich entwickeln und welche rudimentär bleiben.
Wenn in höherem Alter das **TESTOSTERON** weniger wird, werden die **ÖSTROGENE**, die jeder Mensch hat, vermehrt wirksam und können dafür sorgen, daß dieser mittlere Teil der Prostata zu wachsen anfängt.
Dummerweise wächst dieser Teil nach innen und verlegt die Urethra.

Die klinischen Hauptkennzeichen des Prostataadenoms sind:

- verzögerter **MIKTIONSBEGINN**,
- die **MIKTIONSZEIT** ist verlängert,
- gegen Ende der Miktion geht der Harnstrahl in ein **TRÖPFELN** über.

Wenn es zu einer **RESTHARNBILDUNG** kommt, d. h. wenn der Blasenmuskel den Urin nicht mehr vollständig nach außen befördern kann, erhöht sich die **INFEKTIONSGEFAHR**.

**A** Gramnegative Bakterien im Urin sind also maximal **FOLGE** und nicht Ursache einer Prostatahyperplasie.

Das **PROSTATAKARZINOM** ist wieder eine ganz andere Baustelle:
**E** Der Häufigkeitsgipfel liegt zwischen dem 70. und 80. Lebensjahr.
Das Prostatakarzinom ist hormonabhängig und breitet sich langsam von den **ÄUSSEREN BEZIRKEN** der Prostata aus.

Da es sich meistens in den rückwärtigen Teilen der Prostata entwickelt, ist es oft **REKTAL TASTBAR** *(Vorsorgeuntersuchung!)*.

Das Prostatakarzinom selbst ist nicht schmerzhaft, es macht im Anfang die gleichen Symptome wie das Adenom *(Harnabflußstörungen)*. Lediglich später kommt es zu Knochenschmerzen etc. wenn der Tumor metastasiert hat.

**B** Die eitrigen Sekretion aus der Urethra gehört zu einer Infektionskrankheit – *wissen Sie welche?*
*Na klar,* **GONORRHOE** ist dafür verantwortlich.

**... UND LERNEN MACHT SPASS**

## HAUT & GESCHLECHTSORGANE

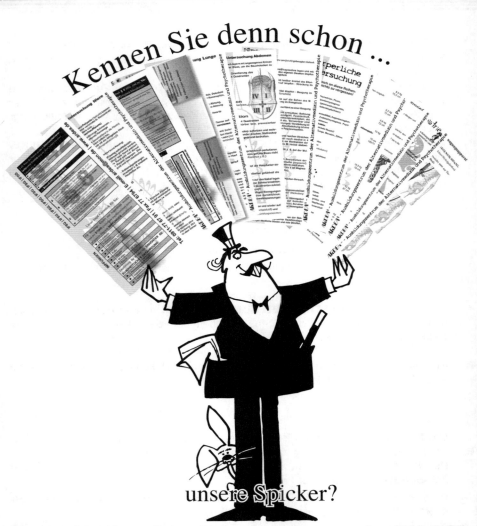

Wir wissen, daß es ein paar Sachen gibt, die man entweder ums verrecken nicht in die Rübe kriegt oder die man immer wieder verwechselt oder die man nicht oft genug lernen kann. Wir wissen das, weil wir schon so lange im Prüfungssketor arbeiten und weil sich schon Generationen von Student/inn/en (auch bei den Medizinern) damit plagen.
Deshalb gibt es von uns diese Quälgeister in Form von Spickern, damit der Inhalt einfach präsent ist. Sie werden staunen, was da alles hängenbleibt, wenn Sie ständig den Spicker mit sich rumziehen.
Das Format ist wie ein Briefumschlag (DIN lang) und läßt sich prima als Lesezeichen in ihren Amtsarztfragen verwenden. Damit die Spicker auch ihrem Dauereinsatz stand halten, sind sie alle eingeschweißt.
Welche Spicker gibt es?
 schauen Sie doch mal rein auf Seite 32

**WWW.ARDEA.DE**

# HAUT & GESCHLECHTSORGANE

**7  Aussagenkombination**

**Welche der folgenden Untersuchungsergebnisse sind bei einem 2jährigen Kind normal?**

**1** freies Gehen ohne Hilfe
**2** nächtliches Einnässen
**3** Knickfußhaltung
**4** Körpergewicht beträgt ungefähr das Doppelte des Geburtsgewichts
**5** spricht Zweiwortsätze

**A** Nur die Aussagen 1, 2 und 4 sind richtig
**B** Nur die Aussagen 2, 3 und 4 sind richtig
**C** Nur die Aussagen 4 und 5 sind richtig
**D** Nur die Aussagen 1, 2, 3 und 5 sind richtig
**E** Alle Aussagen sind richtig

# HAUT & GESCHLECHTSORGANE

## ☒ Antwort: Lösung D

*Und Sie haben gedacht, Sie hätten's schon hinter sich?*

Die normgerechte **KINDERENTWICKLUNG** läßt sich gut abfragen....

Im Alter von **2 JAHREN**:

- wiegt unser Normkind ca. 12 kg

4
  - ▶ Das Geburtsgewicht **VERDOPPELT SICH IM 5./6. MONAT** und
  - ▶ **VERDREIFACHT** sich bis zum **12. MONAT**.

- Die **KÖRPERGRÖSSE** ist ca. 85 bis 90 cm,

- die **GROSSE FONTANELLE** ist geschlossen *(mehr oder weniger)*,

1
- unser Normkind kann im Alter von 2 Jahren sicher **GEHEN UND STEHEN**,

5
- spricht in **2-WORTSÄTZEN**

- und die willkürliche Regelung der Harn- und Stuhlentleerung beginnt. Im Anfang ist diese Kontrolle natürlich erst über tags ...

2
  - ▶ deshalb ist es durchaus normal, daß selbst unser Normkind **NACHTS** noch einnäßt.

3
- Die Kontrolle der Muskeln ist noch nicht so ausgeprägt, so daß der Talus *(Knochen des Sprunggelenks)* leicht nach innen abrutscht; daraus resultiert die **KNICKFUSSHALTUNG**.
  Die „ersten Schritte" des Kleinkinds gehen immer mit einer leichten Knickfußstellung einher, die sich später spontan korrigiert. Bis zum Alter von ca. 5 Jahren ist sowohl der Knöchel als auch das Knie leicht nach innen gedreht.

## 8 Aussagenkombination

**Welche der folgenden Aussagen zu psychischen Störungen bei Frauen treffen zu?**

1. Wenn nach einer Entbindung bereits einmal eine depressive Episode aufgetreten ist, ist die Wahrscheinlichkeit, daß sich das Geschehen wiederholt bei der folgenden Schwangerschaft erhöht.
2. Während der Schwangerschaft treten depressive Erkrankungen nicht auf.
3. Im Klimakterium können Depressionen erstmals auftreten *(Involutionsdepressionen)*
4. Die Depression im Wochenbett kann eine einzelne depressive Episode sein; die Patientinnen sind immer wesentlich weniger suizidgefährdet als bei einer Depression, die nicht durch die Entbindung ausgelöst worden war.
5. Ein Teil der Frauen erlebt parallel zum Menstruationszyklus regelmäßige Schwankungen des Befindens mit zum Teil stark beeinträchtigender depressiv-gereizter Stimmung vor Beginn der Menstruation *(prämenstruelles Syndrom)*

A  Nur die Aussagen 2, 3, 4 und 5 sind richtig
B  Nur die Aussagen 1 und 4 sind richtig
C  Nur die Aussagen 1, 3 und 5 sind richtig
D  Nur die Aussagen 3 und 5 sind richtig
E  Alle Aussagen sind richtig

# HAUT & GESCHLECHTSORGANE

☒ **Antwort: Lösung C.**

*Als ob Frauen psychische Störungen hätten...* 😊

Na gut, fieseln wir mal auseinander:

Natürlich gibt es **DEPRESSIVE VERSTIMMUNGEN** und psychische Auffälligkeiten nach der **ENTBINDUNG**.
☞ Diese Symptome verschwinden aber wieder vollständig **INNERHALB EINER WOCHE**.

Diese Verstimmungen werden verursacht durch den drastischen **ABFALL DES HORMONSPIEGELS**; es ist fast die Regel, daß frisch gebackene Mütter zwischen dem 2. und dem 6. Tag nach der Entbindung „nicht so gut drauf sind."
☞ Mit einer echten Psychose hat das nichts zu tun.

**1** Nicht alle Frauen regieren auf **HORMONSCHWANKUNGEN** gleich; wenn eine Frau jedoch schon mal so reagiert hat, wird sie mit aller Wahrscheinlichkeit bei der nächsten Entbindung das Gleiche wieder erleben; der Hormonabfall bleibt ja auch der Gleiche.

**4** Nichts desto trotz ist jeder *(oder jede)*, der/die eine depressive Verstimmung hat, **SUIZIDGEFÄHRDET**. Der erste Teil der Aussage ist zwar richtig *(diese Verstimmung kann eine einzelne Episode bleiben)* aber in punkto Suicidgefährdung sind alle Depression gleich!
▽ Wenn dagegen Depressionen oder andere „eigenartige Ideen" **NACH DEM 10. TAG** der Entbindung auftreten, gehören sie zur Abklärung einer **ECHTEN PSYCHOSE**, die möglicherweise durch die Entbindung **AUSGELÖST** wurde, in die Hände eines **PSYCHIATERS**.

**2** Depressive Episoden können **IMMER** auftreten – auch schon mal in der Schwangerschaft.

# HAUT & GESCHLECHTSORGANE

**3** Bei jeder **HORMONUMSTELLUNG** kann es psychische Problem geben:
- in der **PUBERTÄT**,
- beim Hormonabfall **NACH DER SCHWANGERSCHAFT** und auch
- in den **WECHSELJAHREN** und im **KLIMAKTERIUM**.

*Da geht es nicht nur um das Thema „alt werden" auf der psychischen Ebene, sondern diese psychische Umstellung wird noch quasi verschärft durch den Wegfall der **HORMONE**.*

- Hormone wirken in der Regel **AUSGLEICHEND** und psychisch eher euphorisierend *(wenn man die Hyperthyreose mal ausnimmt)* und wenn sie fehlen ...

- Viele Frauenärzte empfehlen auch aus diesem Grund ihren Patientinnen in der **MENOPAUSE** eine leichte **ÖSTROGENMEDIKATION**.

**5** Und dann gibt es noch diejenigen Frauen, die schon so empfindlich auf Hormonveränderungen reagieren, daß sie **VOR** der normalen **PERIODE** einfach unausstehlich sind; entweder sind sie furchtbar grantig oder sie sind in den letzten Tagen ihres Zyklus nur noch in Tränen aufgelöst. *(Das bestätigt Männer dann immer in dem Glauben, daß wir Frauen schwierig sind...)*

Besonders deutlich ist das **PRÄMENSTRUELLE SYNDROM** in anovulatorischen Zyklen *(solchen ohne Eisprung)* ausgeprägt und es scheint außer mit diversen Hormonen *(Östrogen, Gestagen, Aldosteron, Prolaktin)* auch was mit den Elektrolytverschiebungen vom intra- in den extrazellulären Raum zu tun zu haben.

- Man kann versuchen
    - mit **GESTAGENEN** zu therapieren oder auch
    - Vitamin B6-Gaben, damit die Psyche stabiler ist oder einfach
    - entwässernde Maßnahmen probieren: z. B. salzarme Kost u. ä.

**... UND LERNEN MACHT SPASS**

# HAUT & GESCHLECHTSORGANE

| Habe ich schon | Spicker | fehlt mir | je 5.- € |
|---|---|---|---|
| | Spicker Laborwerte | | |
| | Spicker Psychiatrie Systematik | | |
| | Spicker Psychiatrie Medikamente | | |
| | Spicker allg. Gesetzeskunde | | |
| | Spicker Gesetzeskunde/IfSG | | |
| | Spicker Kinderentwicklung | | |
| | Spicker Notfall ACBD [Stand 2008] | | |
| | Spicker Koma/stabile Seitenlage [2008] | | |
| | Spicker Erregungsleitung Herz | | |
| | Spicker Nervensystem/Sehbahn | | |
| | Spicker Blutgruppen/-verträglichkeiten | | |
| | Spicker Beteiligung v. Leber u. Verdauung bei Infektionserkrankungen | | |
| | **Spicker Untersuchung ...** | | |
| | ... allgemeine körperliche | | |
| | ... spezielle Abdomen | | |
| | ... spezielle Bewegungsapparat | | |
| | ... spezielle Hals/Nase/Ohren | | |
| | ... spezielle Herz/Kreislauf | | |
| | ... spezielle Lunge | | |
| | ... spezielle Nerven | | |
| | ... spezielle Niere | | |
| | **Spicker Irisdiagnose** | | |
| | allgemeine Zonen/Organpigmente | 6.- | |
| | Topographie der Organe i. d. Iris | 11.- | |
| | Bundle! **Beide** Spicker zum Sparpreis | 15.- | |
| | **Spicker der Reflexzonendiagnose** | | je 6.- |
| | **Reflexzonen 01** Bindegewebe(Cellulite) | | |
| | **Reflexzonen 02** Muskel(schmerz)punkte | | |
| | **Reflexzonen 03** Haut(schmerz)zonen | | |
| | **Reflexzonen 04** Zahnreflexzonen/ Mundschleimhaut/Zunge | | |
| | **Bundle!** 4 Spicker zum Sparpreis | 20.- | |
| | **SPICKER ORGANUHR** | | 5.- € |
| | **NEU!** Spicker **Organuhr** | | |

WWW.ARDEA.DE

## 9  Einfachauswahl

**Welche Aussage trifft zu?**

Der Muttermund *(Portio)* ist

- **A**  die Einmündungsstelle des Eileiters in den Uterus
- **B**  der Eileitertrichter, der dem Ovar aufliegt
- **C**  die Einnistungsstelle des befruchteten Eis
- **D**  die Öffnung des Gebärmutterhalskanals zur Vagina
- **E**  der Teil der Plazenta, aus dem die Nabelschnur entspringt

# HAUT & GESCHLECHTSORGANE

**☒ Antwort: Lösung D**

*Na bitte, es gibt auch leichte Fragen.*

**D** Die **PORTIO** ist quasi der unterste Teil der birnenförmigen Gebärmutter; die Portio ragt in die Vagina hinein.

Die Gebärmutter selbst kann man in 2 Teile unterteilen:

- den oberen Teil *(das dicke Ende der Birne)*, der in die Bauchhöhle hinein ragt und oben mit **PERITONEUM** überzogen ist
  - ➡ der **KORPUS**. Dieser Teil entfaltet sich in der Schwangerschaft.
- Das untere Drittel ist die
  - ➡ **CERVIX**, der **GEBÄRMUTTERHALS** – das dünne Ende der Birne.

☞ Zwischen Hals und Körper ist der Uterus normalerweise leicht nach vorne geknickt = **ANTEFLEXIO**.

Der Frauenarzt schaut sich bei der Untersuchung die **PORTIO** an und kann gegebenenfalls einen **ABSTRICH** aus dem Gebärmutterhalskanal zwecks **KREBSVORSORGE** machen.

Bei Frauen, die noch nicht geboren haben zeigt der Muttermund *(Portio)* eine runde Öffnung, nach einer Geburt wird der Muttermund spaltförmig.

**A** Die Einmündungsstelle der Eileiter liegt oben im **KORPUSBEREICH**.

**B** Das distale Ende des Eileiters ist zu einem **TRICHTER** erweitert und liegt beim Eisprung dem **EIERSTOCK** direkt auf. Dieser Trichter fängt das **EI** auf und leitet es mit einer sanften Peristaltik weiter Richtung Uterus.
Das proximale Ende ist in die Uterusmuskulatur eingebaut und ist relativ eng *(Isthmus)*.

Wenn ausgerechnet hier noch Entzündungen sind, kann diese Stelle **VERNARBEN** und das möglicherweise befruchtete Ei kann stecken bleiben. Daraus kann eine **EILEITERSCHWANGERSCHAFT** resultieren.

☺ *Haben Sie eine Ahnung, welche Infektionskrankheit zu Eiterbildung und zirkulären Narben im Eileiter führen kann?*
☞ *Natürlich, wieder mal die* **GONORRHOE**.

# HAUT & GESCHLECHTSORGANE

**C** Das **EI** wird unmittelbar nach dem Eisprung noch **IM EILEITER** befruchtet *(sofern Samenzellen vorhanden sind...)* und erreicht die Gebärmutter nach ca. 4 bis 6 Tagen.
Die Implantation erfolgt normalerweise im oberen hinteren Bereich der Gebärmutter. Diese Einnistungsstelle hat aber keinen besonderen Namen.

**E** Der Teil der **PLAZENTA**, aus dem die **NABELSCHNUR** entspringt hat ebenfalls keinen besondern Namen.

Wenn das Ei sich in die Gebärmutterschleimhaut implantiert hat, beginnt als erstes die Plazenta zu wachsen. Dieses Wachstum ist einigermaßen aggressiv; die kindlichen Plazentazellen sind in der Lage, invasiv, d. h. unter Auflösung der mütterlichen Schleimhautzellen zu wachsen.

Die Plazenta bildet **ZOTTEN** aus; sie dienen der Oberflächenvergrößerung, so daß der Stoffaustausch zwischen dem kindlichen und dem mütterlichen Blut rasch vollzogen werden kann.

☞ Das kindliche und das mütterliche Blut **MISCHEN SICH NICHT**.

Die Aufgabe der **PLAZENTA** ist es, in der frühen Schwangerschaft
- Glykogen,
- Cholesterin und
- Fettsäuren zu synthetisieren,

später ist sie in der Hauptsache für den Stofftransport da:
- Kohlendioxid und
- Sauerstoff,
- Wasser und
- Elektrolyte,
- Vitamine,
- Antikörper *(IgG)* oder auch
- Hormone.

Leider können auch **KRANKHEITSERREGER** *(Treponemen, Viren, Einzeller)* z. T. aktiv die Plazentaschranke durchbrechen und das ungeborene Kind infizieren.

**... UND LERNEN MACHT SPASS**

# HAUT & GESCHLECHTSORGANE

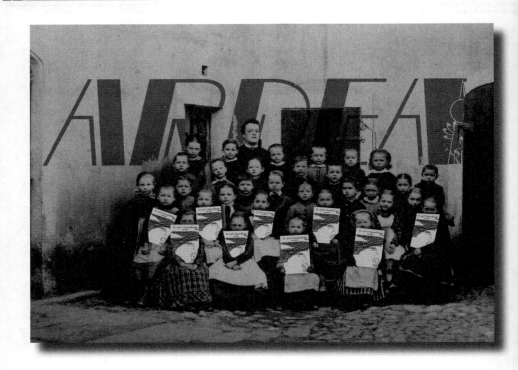

*Wir lernen mit ARDEA,
weil aus uns etwas werden soll!*

## OHNE ARDEA FEHLT DIR WAS!

Prüfungsvorbereitung für die amtsärztliche Überprüfung zur Ausübung der Heilkunde von und mit Frau Dr. Rommelfanger.

**Ob als Buch oder Spicker,
ob live im eigenen Ausbildungszentrum
immer erste Wahl!**

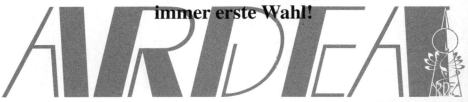

WWW.ARDEA.DE

## 10 Einfachauswahl

**Welche Aussage trifft zu?**

Die Samenleiter münden ...

- **A** in den Harnleiter
- **B** in die Harnblase
- **C** in das Samenbläschen
- **D** in die Harnröhre
- **E** in die Harnkanälchen

# HAUT & GESCHLECHTSORGANE

## ☒ Antwort: Lösung D.

Die **SPERMIEN** werden im **HODEN** gebildet und im **NEBENHODEN** „aufbewahrt".

☼ Damit die sehr beweglichen und wuseligen Spermien aber auch wirklich in größerer Menge gespeichert werden können, müssen sie in ihrer **BEWEGLICHKEIT GEHEMMT** werden: das passiert durch das **SAURE MILIEU** im Nebenhoden.

**D** Der **SAMENLEITER** *(Ductus deferens)* leitet die Spermien bei der Ejakulation aus dem Nebenhoden in die **URETHRA** (Harnröhre).

**C** Auf ihrem Weg nehmen die Spermien das Sekret der beiden **SAMENBLÄSCHEN** mit; dieses Sekret ist **ALKALISCH** und enthält **FRUKTOSE**.
Dadurch gewinnen die Spermien wieder ihr ursprüngliches Temperament, sind wieder beweglich und haben außerdem noch einen Energieschub bekommen für den großen „Run" auf das Ei.
Die Samenbläschen liegen **UNTERHALB DER BLASE** und bestehen eigentlich nur aus einem gewundenen Muskelschlauch. Sie kontrahieren sich bei der Ejakulation ebenfalls.

Und dann brauchen wir noch die **PROSTATA** dazu: sie liegt ebenfalls **UNTERHALB DER BLASE** am Einmündungspunkt der beiden Samenleiter in die Harnröhre.
Sie ist in etwa **KASTANIENGROSS** und umschließt die Urethra.
Sie besteht aus 2 Lappen und einem Mittelteil. Dieser Mittelteil ist es, der östrogenabhängig im Alter hypertrophieren und die Miktion erschweren kann
📖 **siehe Frage #6: Prostataadenom**

Die Prostata trägt ebenfalls nicht unerheblich zur Beweglichkeit der Spermien und zur Fruchtbarkeit bei: sie gibt noch mal ein **ALKALISCHES SEKRET** ab und **VERDÜNNT** das Sperma als Ganzes.

Jetzt müssen wir nun noch dafür Sorge tragen, daß die Spermien nicht wieder mit saurem Urin in Kontakt kommen, dann Säure hemmt ja ihre Beweglichkeit. Um das Milieu der Harnröhre vor der Ejakulation zu korrigieren, gibt es besondere **DRÜSEN** *(Cowpersche Drüsen)*, die vor der eigentlichen Ejakulation ein alkalisches Sekret abgeben.

Deshalb ist es unsinnig, die Spermien in ein saueres Milieu münden zu lassen:

**A** Ureter *(Harnleiter)*
**B** Harnblase
**E** Harnkanälchen *(harnproduzierende Tubuli in der Niere)*
sind alle durch saures Urinmilieu gekennzeichnet.

# HAUT & GESCHLECHTSORGANE

**11  Einfachauswahl**

**Bei welchem Krankheitsbild findet man typischerweise den so genannten „Tabaksbeutelmund"** *(periorale Hautfältelung)*?

**A**   Multiple Sklerose
**B**   Sklerodermie
**C**   Raucher mit chronischer Bronchitis
**D**   rheumatoide Arthritis
**E**   Psoriasis

# HAUT & GESCHLECHTSORGANE

**☒ Antwort: Lösung B.**

*Wir wollen uns ja auch mit dem Thema „Haut" beschäftigen...*

Der **TABAKSBEUTELMUND** heißt auch **MIKROSTOMIE** und ist gekennzeichnet durch viele kleine **FÄLTCHEN**, die senkrecht zu der Lippenlinie verlaufen.

Das Ganze hat also nichts

**C** mit Rauchen zu tun 😊

sondern mit einer **VERMEHRUNG DES KOLLAGENS** in der Haut

**B** ➧ der Sklerodermie.

Es handelt sich bei der Sklerodermie um eine **KOLLAGENOSE**, die
- ➧ sowohl nur auf der **HAUT** auftreten kann *(Sclerodermia circumscripta)* als auch
- ➧ **SYSTEMISCH** auftreten kann *(Sclerodermia progressiva)* und innere Organe in Mitleidenschaft zieht.

In allen Fällen entsteht an diversen Stellen im Körper ein Ödem, das dann mit einer Verhärtung *(Vermehrung von kollagenen Fasern)* abheilt.

Sofern es sich nur um die **HAUT**-Version handelt, entstehen **VERHÄRTETE STELLEN**, die leicht glänzen und dicht am Rand ein zartes **FLIEDERFARBENES ERYTHEM** haben.

Diese Stellen können überall am Körper auftreten; am eindruckvollsten ist wohl der „coup de sabre" *(Säbelhieb)*.
Die Effloreszenz ist bandförmig und befindet sich auf der Stirn. Man braucht nicht viel Phantasie um das für eine Narbe von einem „Säbelhieb" zu halten.

Wenn der Prozess im Thoraxbereich abläuft und dabei auch noch ausgedehnt ist, kann auch eine **THORAXSTARRE** resultieren; es kommt dann zu **ATEMSTÖRUNGEN**, weil sich die Lunge nicht ausdehnen kann.
Auch über **GELENKEN** kann sich Ärger breit machen – im Extremfall kann es sogar zu **KONTRAKTUREN** kommen.

# HAUT & GESCHLECHTSORGANE

Die **SCLERODERMIA PROGRESSIVA**, die systemische Sklerodermie, tritt meistens bei Frauen auf und verläuft in der Regel in Phasen.

- Die ersten Phasen beinhalten z. B. ein **RAYNAUD-SYNDROM** (*„Absterben der Finger bei Kälte"*), sowie andere **DURCHBLUTUNGSSTÖRUNGEN** und **PARÄSTHESIEN** der Extremitäten.
- Dann kommt das allgemeine **KRANKHEITSGEFÜHL**, Schwächegefühl dazu,
- und im dritten Stadium kommt es zu starker Hautbeteiligung. Die Haut **SCHRUMPFT**, sieht wachsartig und spiegelnd aus und es bilden sich
    - Pigmentverschiebungen,
    - Teleangiektasien und
    - Ulcera.

Die Haut um den **MUND** herum schrumpft so stark, daß er nicht mehr richtig geöffnet werden kann und die **TABAKSBEUTELFALTEN** bekommt.

Die **NASE** wird durch das Zusammenziehen der Haut **SPITZ**; das gibt den Betroffenen das charakteristische „vogelartige" Aussehen.

☞ Der **LIDSCHLUSS** ist erschwert.
☞ An den **FINGERN** zieht sich die Haut um die **FINGERKUPPEN** besonders zusammen – die Finger verjüngen sich nach distal zu = **MADONNENFINGER**.
☞ Gleichzeitig ist auch die Beweglichkeit der Finger stark eingeschränkt.
☞ Im weiteren Verlauf kommt es dann zu Nekrosen an den Fingerspitzen = **RATTENBISSNEKROSEN**.

Das Endstadium dieser Phase ist ein panzerartiges Einschrumpfen des Patienten in seiner sklerotischen Haut.

- Die letzte Phase ist die **SYSTEMSKLEROSE**; sie endet praktisch immer tödlich.
    - Der Ösophagus, der Magen und Darm ist nicht mehr in der Lage, eine vernünftige **PERISTALTIK** zu produzieren,
    - die Lunge sklerosiert,
    - das Herz und auch
    - die Nieren *(diffuse Glomerulosklerose)*.

Letzten Ende sterben die Patienten an der **PULMONALSKLEROSE**, die irgendwann zu einer Pneumonie führt.

Sichtbares Kennzeichen dieses letzten Stadiums ist die Sklerosierung der Mundschleimhaut; typisch ist eine **VERKÜRZUNG DES ZUNGENBÄNDCHENS** ... die Patientinnen können nicht mehr richtig sprechen und schlucken.

 Die Sklerodermie muß nicht immer alle Stadien durchlaufen; es gibt auch Stillstände der Erkrankung.

# HAUT & GESCHLECHTSORGANE

**A** Die **MULTIPLE SKLEROSE** ist gekennzeichnet durch eine **ENTMARKUNG VON NERVENZELLEN**; man hat hier die verschiedensten neurologischen Symptome.

Klassischer Untersuchungsbefund bei Multipler Sklerose: einseitige Abschwächung der Bauchdeckenreflexe.

siehe Amtsarztfragen Nervensystem Klinik.

**D** Die **RHEUMATOIDE ARTHRITIS** geht mit **GELENKSBESCHWERDEN**, besonders der kleinen Gelenke einher.

Typisch sind Schmerzen und Bewegungseinschränkungen nach Ruhephasen = **MORGENSTEIFIGKEIT**.

Im Blut ist der Rheumafaktor nachweisbar.

**E** Die **PSORIASIS** ist eine Hauterkrankung, bei der stark schuppende Areale entstehen. Sie ist eine erbliche Krankheit; die Effloreszenzen findet man typischerweise auf den **STRECKSEITEN DER EXTREMITÄTEN**.

# HAUT & GESCHLECHTSORGANE

**12 Einfachauswahl**

**Welche Aussage zum Basaliom trifft zu?**

A  Es handelt sich um einen gutartigen Tumor.
B  Es handelt sich um einen bösartigen, oft pigmentierten Tumor, der rasch metastasiert.
C  Ein Basaliom entsteht oft auf sonnenexponierter Haut, z. B. am inneren Augenwinkel.
D  Das Basaliom stellt eine Vorstufe *(Präkanzerose)* für Hautkrebs dar.
E  Das Basaliom kommt häufig auf Schleimhäuten vor.

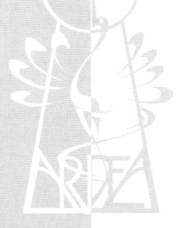

# HAUT & GESCHLECHTSORGANE

## ☒ Antwort: Lösung C.

*Bleiben wir doch noch ein wenig bei der Haut.*

Wenn man von einem **BASALIOM** spricht, hat man meistens ein lachendes und ein weinendes Auge:

- es handelt sich um einen echten **HAUTKREBS**
- allerdings **METASTASIERT** ein Basaliom **NICHT** – weshalb diese Art Tumor zu den **SEMIMALIGNEN TUMOREN** gerechnet wird.

**A** Das **BASALIOM** ist definitiv bösartig und wächst **LOKAL DESTRUIEREND**, d. h. es kann, wie ein „richtiger" Krebs Zellen seiner Umgebung auflösen.
☞ Es ist sogar typisch für das Basaliom, daß man der kleinen sichtbaren Hautveränderung nicht ansieht, wie weit sie wirklich schon in die Tiefe vorgewachsen ist – und das kann erheblich sein. Bei einer Operation eines Basalioms wird in der Regel immer eine plastische Hautdeckung vorgenommen.

**D** Der Unterschied zwischen einer **PRÄKANZEROSE** und einem ausgewachsenen Krebs ist der, daß die Präkanzerose zwar veränderte, aber noch nicht aggressiv wachsende Zellen enthält. Diese Grenze ist bei **BASALIOM** überschritten – es ist **MALIGNE**.
☞ Aber wenigstens metastasiert es nicht.
Das bedeutet, daß ein Basaliom zwar Arbeit für den Chirurgen darstellt, aber trotzdem die Prognose gut ist – wenigstens halbwegs.

**E** Das Basaliom oder Basalzellenkarzinom kann überall auf der Haut vorkommen mit **AUSNAHME**

- der Hand- und Fußflächen und
- der Schleimhäute.

**C** Am häufigsten sieht man den Tumor im **GESICHT**, wobei die Stelle „unter der Brille" sehr charakteristisch ist.
Weitere, sehr typische Stellen sind Stirn und Haaransatz. Oft haben Patienten auch mehrere Basaliome gleichzeitig.

Ein Basaliom beginnt als

- kleines, wächsern glänzendes Knötchen
- mit feinen **TELEANGIEKTASIEN**.

Wenn es langsam an Größe zunimmt, bekommt es

- den **DERBEN RANDWALL** mit dem
- kleinen, nicht abheilenden **GESCHWÜR** in der Mitte.

# HAUT & GESCHLECHTSORGANE

**B** Der bösartige, pigmentierte Tumor ist das **MALIGNE MELANOM**.

Das maligne Melanom ist wohl der bösartigste Tumor überhaupt an Haut und Schleimhäuten.

Auch er entwickelt sich besonders an **SONNENEXPONIERTEN STELLEN**, kann aber auch am Augenhintergrund *(Pigmentepithel)*, Nasennebenhöhlen etc. auftreten. Der Tumor metastasiert sehr schnell.
Das maligne Melanom entwickelt sich in 50 % der Fälle aus einem **NAEVUS**.

Ein harmloser Naevus kann entarten,

- wenn er **MECHANISCH GEREIZT** wird *(Sitz unterm Gürtel oder unterm BH-Träger o. ä)*,
- wenn er viel **SONNE** abbekommt oder
- wenn er viel mit **CHEMISCHEN SUBSTANZEN** in Kontakt kommt.

Zeichen, die mißtrauisch machen sollten sind

- Farbveränderungen,
- bogige Begrenzung und Wachstumstendenz,
- Blutung,
- Haarausfall,
- Juckreiz.

Die **ABCD-REGEL**:

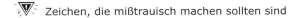

A = Asymmetrie
B = bogige Begrenzung, Blutung
C = verschiedene Farbtiefen, veränderte Farbe *(C=Colour)*
D = Durchmesser über 6mm

weist auf eine mögliche maligne Umwandlung eines Naevus hin.

# HAUT & GESCHLECHTSORGANE

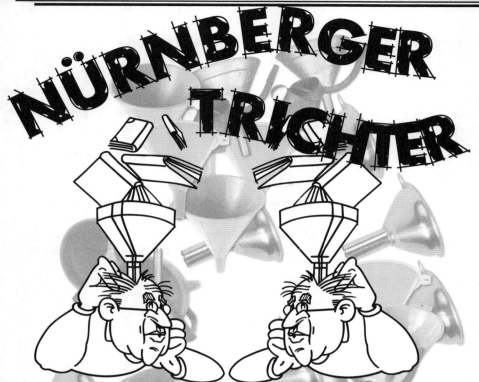

## NÜRNBERGER TRICHTER

**Das wär doch was!** Unsere Bücher so richtig interaktiv, wo Sie auch mal Fragen stellen können und Sie bekommen eine Antwort! Wo Ihnen auch noch gezeigt wird, wie Sie einen Patienten untersuchen und wo Sie auch gleich dieses Wissen an einem Patienten ausprobieren dürfen - nein, nicht an einem virtuerllen Patienten, sondern an einenm aus Fleisch und Blut (Knochen natürlich auch).

**Das** wäre toll, was?
Wie Sie wissen, machen wir das Unmögliche möglich. Deshalb gibt es bei uns jedes Jahr in den Pfingstferien DIE Gelegenheit, von dem enormen Wissen Frau Dr. Rommelfangers zwei Wochen lang von morgens bis abends zu profitieren. Sie dürfen Fragen stellen, die Sie noch nie gestellt haben und kriegen Antworten, die Sie auch noch nie bekommen haben - und zwar die richtigen!

**Ort** der denkwürdigen Begegnung ist das ARDEA®-Ausbildungszentrum, mit allen seinen technischen Tricks und Finessen. Wenn Sie dieses Buch direkt vom Verlag bezogen haben (portofrei in Deutschland), haben Sie sicher unseren Flyer mit den aktuellen Terminen bekommen. Wenn nicht, einfach im Internet unter www.ardea.de schauen, oder anrufen beim Ausbildungszentrum unter 0911-77 67 91 (zwischen 9.$^{00}$ und 13.$^{00}$).

# HAUT & GESCHLECHTSORGANE

**13  Mehrfachauswahl**

Welche der folgenden Aussagen zu Ovarialkarzinomen treffen zu?

Wählen Sie **drei** Antworten!

**A**  Ovarialkarzinome können durch einen Abstrich der Cervix bei Vorsorgeuntersuchungen gut erkannt werden.

**B**  Fett- und fleischbetonte Ernährung kann das Risiko eines bösartigen Ovarialtumors erhöhen.

**C**  Beim Ovarialkarzinom entwickelt sich häufig Aszites.

**D**  Das Ovarialkarzinom kommt häufiger vor nach längerer Einnahme der Pille.

**E**  Charakteristische Frühsymptome treten nicht auf.

# HAUT & GESCHLECHTSORGANE

## ☒ Antwort: Lösungen B, C, E

Das **OVARIALKARZINOM** kann in jedem Alter auftreten, ist aber eher ein Tumor der älteren Frau.

Die Statistik weist beim Ovarialkarzinom ähnlich wie bei Brustkrebs einen Zusammenhang mit der **ERNÄHRUNG** nach.

**B** Vermehrte Kalorienzufuhr, insbesondere viel **FETT** und viel **FLEISCH** scheinen die Entstehung eines Ovarialkarzinoms zu begünstigen.

Das Ovarialkarzinom kommt in den hochindustrialisierten Ländern häufiger vor.

**E** Ovarialkarzinome wachsen typischerweise lange Zeit ohne charakteristische Symptome und werden deshalb **SPÄT ENTDECKT**. Eine echte Prävention gibt es nicht; auch die Tumormarker sind nicht besonders aussagekräftig.

**D** Allerdings gibt es statistische Hinweise, daß eine längere Einnahme der **PILLE** Ovarialkarzinome eher verhindert als daß es sie fördert.

Später kommt es zu einem unspezifischen **DRUCKGEFÜHL IM BAUCHRAUM**; noch später kann es durch lokale Verdrängungserscheinungen zu

- **MIKTIONSSTÖRUNGEN**,
- einem **SUBILEUS** oder auch zu
- **SICHTBAREN VORWÖLBUNGEN** im Unterbauchbereich kommen.

Bei Verdacht auf ein Ovarialkarzinom macht man eine

**C** ⟹ **LAPRASKOPIE**

und punktiert gleichzeitig den meist vorhandenen **ASZITES**.
Bei einem Karzinom ist der Aszites blutig.

Wenn noch keine Metastasen da sind, ist die Heilungschance recht gut.

Da manche Ovarialtumore aber auch noch recht schnell wachsen, sollte man bei jeder nachweisbaren Raumforderung im Bereich der Eierstöcke lieber mal lapraskopisch nachschauen, bevor's zu spät ist.

**A** Mittels eines **ABSTRICHS** kann das **CERVIX-KARZINOM** der jüngeren Frau nachgewiesen werden.

Die abgestrichenen Zellen werden angefärbt; aus dem Aussehen der Zellen resultiert das Pap-Stadium. Pap 1 = sehr gut, Pap 6 = viele veränderte Zellen.

Nachdem bei der Entwicklung des Zervixkarzinoms auch **PAPILLOMVIREN** beteiligt sind, sollte sich jede jüngere Frau impfen lassen!

# HAUT & GESCHLECHTSORGANE

**14  Mehrfachauswahl**

Welche der folgenden Aussagen zur progressiven systemischen Sklerodermie treffen zu?

Wählen Sie **zwei** Antworten!

- **A** Typisch ist die Morgensteifigkeit.
- **B** Es handelt sich um eine chronisch-entzündliche Erkrankung.
- **C** Im fortgeschrittenen Stadium finden sich rattenbißartige Nekrosen an den Fingern.
- **D** Bei der Erkrankung ist die Lebenserwartung nicht herabgesetzt.
- **E** Die Sklerodermie gehört zu den Erkrankungen aus dem psychosomatischen Formenkreis.

# HAUT & GESCHLECHTSORGANE

**☒ Antwort: Lösung B, C**

*Wir wollen doch mal kräftig die Themen mischen!*

Mit der **SKLERODERMIE** kennen wir uns ja schon aus: siehe **Frage # 11**

Es handelt sich um eine Erkrankung, bei welcher der Kollagenstoffwechsel verändert ist *(**KOLLAGENOSE**)*.

Man unterscheidet

- eine harmlosere Form, die nur die **HAUT** betrifft *(Sclerodermia circumscripta)* und
- eine generalisierte Form, die **SCLERODERMIA PROGRESSIVA**. Diese Form endet letal, da es im 4. und letzten Stadium unter anderem zu einer **PULMONALSKLEROSE** kommt, aus der sich eine nicht behandelbare Pneumonie entwickelt.

Typische Zeichen dieser systemischen Sklerodermie sind

- **TABAKSBEUTELMUND**
- Verkürzung des **ZUNGENBÄNDCHENS** *(als Zeichen, daß die Mundschleimhaut betroffen ist)*
- verdickte, wachsartige, spannende Haut über den Fingergelenken mit Unbeweglichkeit der **FINGER**. Die vermehrt gebildeten kollagenen Fasern ziehen sich zusammen und dadurch verjüngen sich die Finger *(**MADONNENFINGER**)*. Es kommt im distalen Fingerbereich zu nicht heilenden Nekrosen = **RATTENBISSNEKROSEN**.

# HAUT & GESCHLECHTSORGANE

*Also wenden wir uns der Frage zu:*

**A** Die **MORGENSTEIFIGKEIT** gehört zur **RHEUMATOIDEN** Arthritis.
Wenn sich das entzündliche **ÖDEM** über Nacht in den betroffenen Gelenken ungestört bilden konnte, sind in der Frühe die Finger und ggf. die Zehen einfach nicht zu gebrauchen. Erst bei längerer Bewegung wird das Ödem resorbiert und die Patienten können wieder richtig greifen *(oder gehen)*.

**B** Die **SKLERODERMIE** gehört zu den **KOLLAGENOSEN** und ist damit eine **CHRONISCH-ENTZÜNDLICHE ERKRANKUNG**.

**C** Die **RATTENBISSNEKROSEN** hatten wir auch schon.

**D** Die **LEBENSERWARTUNG** bei der Sklerodermie ist leider **VERMINDERT**. Der Verlauf ist im Einzelfall sehr unterschiedlich – aber langfristig hat diese Erkrankung keine gute Prognose.

**E** **PSYCHOSOMATISCHE ERKRANKUNGEN** sind per definitionem dadurch charakterisiert, daß Störungen, die primär in der **PSYCHE** anzusiedeln sind, auch den **KÖRPER** *(Soma)* irgendwann in Mittleidenschaft ziehen.

Beispiel: beim **ASTHMA BRONCHIALE** handelt es sich um eine **KONFLIKTHAFTE MUTTERBILDUNG**; die Mutter wird auf der einen Seite um Hilfe gerufen, auf der anderen Seite weggestoßen *(weil man die Hilfe sowieso nicht bekommt...)*.
Dieser Konflikt äußert sich in einem Spasmus der Bronchialmuskulatur und damit im Asthmaanfall.

Bei der **SKLERODERMIE** liegt nicht primär eine psychische Störung vor; allenfalls kann man *(wie bei fast allen chronischen Krankheiten)* von einer **SOMATO-PSYCHISCHEN KRANKHEIT** sprechen: eine somatische Krankheit beeinflußt natürlich – vor allem wenn sie chronisch verläuft und eine schlechte Prognose hat – das persönliche Erleben des Patienten.

*Deshalb behandelt der Ganzheitsmediziner ja sowohl Soma (Körper) als auch die Psyche...*

**... UND LERNEN MACHT SPASS**

**HAUT & GESCHLECHTSORGANE**

# PRÜFUNGS-VORBEREITUNG HEILPRAKTIKER

Wenn Sie schon nicht die Ausbildung bei Frau Dr. Rommelfanger machen konnten, sollten Sie sich wenigstens die Vorbereitung zur Prüfung bei ihr gönnen - schließlich haben Sie ja schon etliches an Zeit und Geld investiert und da wollen Sie doch auf Nummer sicher gehen, wenn Sie sich auf den Weg zum Amtsarzt machen.

Neben unserem „Concentration Camp: Rommelfanger pur" in Form des Nürnberger Trichters, haben wir noch unsere **Sonntagspaukkurse**, um den theoretischen Teil der Prüfung in die Rübe zu bringen.

Der Unterschied zum Trichter?

- Nur Theorie *(keine Praxis)*
- Sie kommen an 10 Sonntagen *(statt einmal Pfingstferien versaut)*
- zeitlich kürzer *(14.00 - 17.00)*
- es fehlt der Kumulationseffekt des Trichters ...

... aber definitiv besser als jede andere Vorbereitung (jenseits des Trichters).

Besonders für die **SONNTAGSSCHÜLER** empfiehlt sich die Ergänzung durch unsere **PRAXISWOCHENENDEN**.
Wer den Trichter besucht hat, sollte sich hier zwar bereits auskennen, wer aber die nötige Kohle hat, profitiert von einem zusätzlichen „Praxistag" - schließlich ist Ihre nächste praktische Prüfung der Ernstfall (Huch! Ein Patient!!).

Ein besonderes Schmankerl ist unser **PREP-UP-SONNTAG**. Der Name kann leider nicht alles ausdrücken, was wir hier für Sie an Feinschliff bieten! Es geht hier um Ihre ganz persönlichen „Prüfungsleichen" und „Blackouts", die zwischen Ihnen und dem Schein stehen.

## 15  Aussagenkombination

**Welche der folgenden Aussagen zum systemischen Lupus erythematodes trifft *(treffen)* zu?**

1 Es kommt zu Arthritiden.
2 Im Blut können charakteristische Veränderungen nachgewiesen werden.
3 Häufig kommt es zu einer Nierenbeteiligung.
4 Kennzeichen ist ein schmetterlingsförmiges Erythem im Gesicht.
5 Es können sich Ulcerationen entwickeln.

A  Nur die Aussagen 1 und 3 sind richtig
B  Nur die Aussagen 4 und 5 sind richtig
C  Nur die Aussagen 2, 3, 4 und 5 sind richtig
D  Nur die Aussagen 2, 3 und 5 sind richtig
E  Alle Aussagen sind richtig

# HAUT & GESCHLECHTSORGANE

### ☒ Antwort: Lösung E.

Der Lupus erythematodes ist

- eine klassische **AUTOIMMUNKRANKHEIT**, die u. a. Basalmembranen zerstört.

- Die Krankheit betrifft **JÜNGERE FRAUEN**;

- Schübe werden durch **HORMONSCHWANKUNGEN** und durch **SONNE** ausgelöst.

**2** Es treten im **BLUT**

- **ANTINUKLEÄRE ANTIKÖRPER** *(gegen Zellkernmaterial gerichtet)* auf, sowie
- die sog. **LUPUS-ZELLEN** *(veränderte neutrophile Granulozyten)* und
- das sog. **ROSETTENPHÄNOMEN**. Dabei handelt es sich um einen Kranz von Neutrophilen, die kreisförmig um freiliegendes Nukleoproteinmaterial angeordnet sind.

Die **BLUTSENKUNG** ist fast immer beschleunigt.

Nun, da dummerweise alle Organe irgendwie eine Basalmembran und natürlich auch Zellkerne haben, kann diese Erkrankung alle Organe schädigen.

# HAUT & GESCHLECHTSORGANE

**1** • Häufig treten **GELENKSENTZÜNDUNGEN** auf, oft auch als **POLYARTHRITIS**.

**4** • Im Bereich der Haut kommt es zu Ödemen, besonders im Gesicht. Rötungen breiten sich auf beiden Wangen und über die Nase aus
   ➡ **SCHMETTERLINGSERYTHEM**.

**5** • An den **FINGERSPITZEN** und besonders an der Mundschleimhaut entstehen
   - Rötungen und
   - ggf. Erosionen sowie
   - Ulcera.

• Alle **HÄUTE** des Körpers können betroffen sein:
   - Endokarditis *(und in der Folge Myokarditis)*,
   - Pleuritis,
   - Peritonitis.

**3** • Eine **NIERENBETEILIGUNG** ist häufig.

• Aber auch **KNOCHENMARKSBETEILIGUNGEN** im Sinne einer Anämie, Leukopenie etc. sind nicht selten.

• Auch das **NERVENSYSTEM** bekommt was ab: psychotische Symptome und Polyneuropathien.

Die Diagnose wird dadurch erschwert, daß nicht immer alle Symptome gleichzeitig vorhanden sind. Deshalb verläßt man sich in erster Linie auf die **BLUTWERTE**.

Die Therapie muß bei der Diagnose des systemischen Lupus erythematodes **SOFORT** erfolgen; Mittel der ersten Wahl ist **KORTISON**.
Es ist meistens eine lebenslange Therapie erforderlich; schwere, letale Fälle sind heutzutage eher selten.

**... UND LERNEN MACHT SPASS**

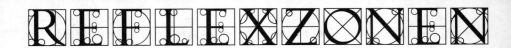

# HAUT & GESCHLECHTSORGANE

# REFLEXZONEN

Eine der Stärken der Naturheilkunde besteht in der Kenntnis der **Reflexzonen**. Damit lassen sich Veränderungen in der Körperkommunikation ohne apparativen Aufwand erkennen, lange bevor die Veränderungen schulmedizinisch erkannt und nachgewiesen werden können.

Darüber hinaus lassen sich Erkrankungen in Ihrer Entstehung **zurückverfolgen** - und natürlich auch **behandeln** - und diese Erkrankungen können als Systeme erkannt werden, als zusammenhängende Einheiten, die sich gegenseitig beeinflussen, obwohl sich auf den ersten Blick kein Zusammenhang erkennen ließe und auch schulmedizinisch keine Grundlage zu derartigen „Systemen" besteht.

Eine der wohl am längsten bekannten - und traditionell mit dem Beruf des Heilpraktikers verbundenen - Reflexzonendiagnose stellt die **Irisdiagnose** dar. Leider ist jedoch das „Wissen" mehr eine Darstellung unterschiedlicher Erfahrungen und die Lehre besteht mehr aus bunten Bilderbüchern mit Fallbeispielen, als aus einem echten Lehrbuch.

Es wird leider noch einige Zeit dauern, bis es von Frau Dr. Rommelfanger dieses längst fällige Werk gibt, aber für den Anfang haben Sie ja unsere **Spicker der Irisdiagnose**\*.

Für andere Reflexzonen sieht es aber besser aus. Frau Dr. Rommelfanger hat sich *(unter anderem)* wie gesagt der Erforschung dieser Reflexzonen gewidmet und es sind bereits Bücher dazu erschienen.

Es sind dies die Bände:

- Wissenschaftliche Grundlagen der psychoneuralen Therapie n. Dr. Rommelfanger
- Die Segmenttherapie
- Atlas der Reflexzonendiagnose

\*Siehe **Seite 112**

# HAUT & GESCHLECHTSORGANE

## 16 Mehrfachauswahl

Welche der folgenden Aussagen zur Hodentorsion treffen zu?

Wählen Sie **drei** Antworten!

- **A** Es handelt sich um einen Notfall.
- **B** Die Hodentorsion ist eine Erkrankung des älteren Mannes.
- **C** Es treten typischerweise Miktionsstörungen auf.
- **D** Kennzeichen ist eine akut auftretende schmerzhafte Schwellung des Hodens.
- **E** Das Prehn-Zeichen *(Zunahme des Schmerzes beim Anheben des Skrotums)* ist positiv.

# HAUT & GESCHLECHTSORGANE

**[x] Antwort: Lösung A, D, E.**

Eine **HODENTORSION** ist eine Erkrankung, die bei **KINDERN** bzw. in der **PRÄPUBERTÄT** auftritt.
In diesem Alter ist der Hoden noch nicht 100 %ig im Skrotum fixiert.

**B**  Nach der Pubertät ist die **HODENTORSION** sehr, sehr selten.
Die Drehung des Hodens passiert leichter, wenn es sich um **DYSPLASTISCHE HODEN** handelt.

Die Torsion selbst wird meist durch einen plötzlichen **CREMASTERREFLEX** ausgelöst, wobei sich der rechte Hoden im Gegenuhrzeigersinn, der linke im Uhrzeigersinn dreht.

**D**  Die Hodendrehung ist oft **NACHTS**; die Kinder verspüren plötzlich einen sehr starken, in die Leiste ausstrahlenden **SCHMERZ**, gefolgt von Rötung und Schwellung des Hodens. Der Hoden ist **ÄUSSERST DRUCKSCHMERZHAFT**.

**E**  Das **PREHNZEICHEN** ist positiv, d. h. der Schmerz nimmt zu beim Anheben des Skrotums; durch das Anheben des Hodens werden die verdrehten Gefäße nochmals abgeknickt und die Durchblutungsstörung wird deutlicher.
Man verwendet das Prehn-Zeichen als differentialdiagnostischen Hinweis:
bei einer **NEBENHODENENTZÜNDUNG**, die von der Symptomatik ähnlich sein kann *(plötzliches Auftreten, starke Schmerzen)* bewirkt ein Anheben des Skrotums ein Nachlassen des Schmerzes *(Prehn-Zeichen negativ)*. In diesem Fall wird durch das Anheben die entzündliche Spannung auf den Nebenhoden und den unteren Teil des Ductus deferens vermindert.

Bei der manuellen Untersuchung ist bei der Hodentorsion ein **HOCHSTAND** des betroffenen Hodens tastbar.

**A**  Bei der **HODENTORSION** dreht sich der **DUCTUS DEFERENS** und damit auch die, den Hoden versorgenden **BLUTGEFÄSSE**.
Wenn nicht innerhalb von 4 bis 6 Stunden die Blutversorgung wiederhergestellt wird, **NEKROTISIERT** das Hodengewebe. Deshalb wird jede akut aufgetretene schmerzhafte Schwellung des Hodens primär mal als Hodentorsion betrachtet und operiert, sofern sich das Ganze nicht eindeutig als Nebenhodenentzündung diagnostizieren läßt.

# HAUT & GESCHLECHTSORGANE

👁 Bei einer Operation einer Hodentorsion wird der betroffenen Hoden *(und die Gefäße)* nicht nur wieder in die richtige Lage gebracht, sondern auch im Skrotum fixiert. Man operiert den anderen Hoden dann auch gleich mit.

Bei einer Nekrose des Hodens, wenn also die Diagnose z.B. zu spät gestellt worden ist, muß der Hoden unverzüglich entfernt werden, da ein untergehender Hoden den gesunden kontralateralen Hoden auf der anderen Seite schädigt.

**C**   Die **MIKTIONSYMPTOME** gehören zur **ENTZÜNDUNG DES NEBENHODENS**. Diese verläuft praktisch immer **AUFSTEIGEND**, d. h.
- von der Urethra
- über die samenleitenden Wege
- in den Nebenhoden.

Meistens sind zu der Zeit, während die Keime im Nebenhoden angekommen sind, auch bereits welche in der Blase gelandet.
Deshalb geht eine **EPIDIDYMITIS**, wie der Fachmann zur Nebenhodenentzündung sagt, mit **MIKTIONSYMPTOMEN** einher.

Die **HODENTORSION** geht also **NICHT** mit Miktionsstörungen *(Leukozyturie o. ä.)* einher.

**... UND LERNEN MACHT SPASS**

# HAUT & GESCHLECHTSORGANE

# PRÜFUNGS-VORBEREITUNG HEILPRAKTIKER

| Kurs | Wie oft | Wann | Praxis | Theorie | | Übernachtung nötig |
|---|---|---|---|---|---|---|
| **Nürnberger Trichter** | 1x jährlich | Pfingstferien | ○ | ● | ✗ | |
| **Sonntagspaukkurs** | 1x jährlich 10 Sonntage | Ende November bis März | | | | * |
| **Injektionskurs** | 2x jährlich | kurz **vor** der schriftlichen Prüfung | ○ | ● | ✗ | Praxiswochenende I * |
| **Notfallkurs** | | | ○ | ● | | |
| **Untersuchungskurs** | 2x jährlich | kurz **vor** der schriftlichen Prüfung | ○ | ● | ✗ | Praxiswochenende II * |
| **Histologiekurs** | | | | ● | | |
| **Motivations-sonntag**\*\* | 2x jährlich | **vor** der schriftlichen Prüfung | ○ | ● | | |
| **Differential-diagnose** | 2x jährlich unterschiedliche Fälle | **nach** der schriftlichen Prüfung | ○ | | | |

\* Kann einzeln gebucht werden. Wegen Termin und Kosten bitte anrufen

\*\* **Prep-UP-Sonntag** *(siehe Internet: www.ardea.de)*.
Eine Spezialität des Hauses. Wir haben ja die Ausbildung Psychotherapie nicht vergeblich und kennen gerade den psychischen Druck der Prüfung von etlichen Generationen an Schülern - und das wörtlich, da hier die Unterschiede zwischen jungen und älteren Prüflingen sehr gering sind. Damit Sie mit der Prüfungssituation klar kommen, haben wir am **Sonntag vor der schriftlichen Prüfung** einen Tag um Sie auf die Prüfung vorzubereiten.
Es geht dabei gleichermaßen um die **Mündliche** wie die **Schriftliche**.
Wir werden Sie konditionieren, stabilisieren und auf den Unterschied vorbereiten, der zwischen Ihrem Wissen und dem Schein steht.

## 17 Einfachauswahl

**Welche Aussage zur Ernährung in der Schwangerschaft trifft zu?**

**A** Der Mehrbedarf an Energie während der Dauer der Schwangerschaft beträgt mindestens 1000 kcal.

**B** Während der Schwangerschaft sollten maximal 15 % der Energie in Form von Eiweißen zu sich genommen werden.

**C** Die Eiweißzufuhr sollte im Laufe der Schwangerschaft stufenweise gesenkt werden, da der Eiweißbedarf mit fortschreitender Schwangerschaftsdauer sinkt.

**D** Folsäuremangel in der Schwangerschaft kann das Risiko für kindliche Mißbildungen wie Neuralrohrdefekte erhöhen.

**E** Bei ausschließlicher Verwendung von jodiertem Speisesalz während der Schwangerschaft ist es nie nötig, eine zusätzliche orale Jodergänzung *(Jod in Tablettenform)* zu empfehlen.

# HAUT & GESCHLECHTSORGANE

[x] **Antwort: Lösung D**

C **EIWEISS** ist einer der wichtigen Bausteine für jede Art von Zellen; der Eiweißbedarf ist daher in der Schwangerschaft erhöht.

Man empfiehlt der Schwangeren allgemein,

- die **FETTZUFUHR** etwas zu reduzieren und dafür
- die **EIWEISSZUFUHR** bewußt zu erhöhen.

☼ In der Schwangerschaft steigt der **BLUTFETTSPIEGEL** hormonell bedingt sowieso an; deshalb kann das Fett in der Nahrung reduziert werden.

Die fetale Versorgung von **KOHLEHYDRATEN** erfolgt ausschließlich über den mütterlichen Stoffwechsel; deshalb sind Hungerperioden *(oder eine Reduzierung der Kohlehydrate in der Nahrung)* sicher nicht sinnvoll.

B Man empfiehlt: 20 % Eiweiß, 25 % Fett, 55 % der Kalorien sollten Kohlehydrate sein.

☞ **ROHES FLEISCH** sollte allerdings wegen der Möglichkeit einer **TOXOPLASMENINFEKTION** vermieden werden.

☼ Toxoplasmen sind Einzeller, die über rohes Fleisch oder von der **KATZE** übertragen werden können und die schwere Mißbildungen beim Kind verursachen können.

📖 siehe **Poster** und **Amtsarztfragen Infektionskrankheiten**

# HAUT & GESCHLECHTSORGANE

Weiterhin werden zum Aufbau neuer fetaler Zellen **MINERALSTOFFE** gebraucht:

- **MAGNESIUM** gehört zur Routineempfehlung.

E
- Auch der **JOD**spiegel kann absinken; deshalb kann man nicht behaupten; eine Jodsubstition ist **nie** nötig.

- Weitere Grundbausteine für Zellen sind **VITAMINE**. Reichlich Obst und Gemüse ist sicherlich sinnvoll; wobei es immer noch Schwierigkeiten geben kann bei der Versorgung mit **VITAMIN B$_1$**.

  Entweder viel Vollkornbrot essen oder doch über Nahrungsergänzungsmittel substituieren!

- Außerdem gibt es oft mit dem **EISEN**haushalt Probleme: in der Schwangerschaft wird sich ein vorhandener, latenter Eisenmangel definitiv manifestieren – also auch Eisen substituieren!

D
- Ein **FOLSÄURE**mangel wirkt sich besonders fatal für den Embryo aus: das **NEURALROHR**, das sich in den ersten 3 Schwangerschaftswochen zum Rückenmark und Gehirn schließen soll, bleibt offen.

  Das entstehende Krankheitsbild heißt **SPINA BIFIDA**. Das Rückenmark *(oder das Gehirn)* ist an der nicht geschlossenen Stelle defekt im Sinne eines Querschnittsyndroms. Es resultieren also daraus schwere Behinderungen!

  Da viele Frauen einen latenten Folsäuremangel haben, empfiehlt man den Frauen schon bei der **PLANUNG EINER SCHWANGERSCHAFT**, Folsäure zuzuführen. Zur der Zeit, in der sich das Neuralrohr entwickelt, ist die Periode gerade erstmalig ausgefallen

  ➡ möglicherweise weiß die Frau noch gar nicht, daß sie schwanger ist.

  Deshalb lieber vorher den Folsäurespiegel bilanzieren – im Falles eines Falles....

  Übrigens Folsäure wird verbraucht, wenn die Frau viel der **SONNE** *(oder dem Solarium)* ausgesetzt ist.

A
Ein Mehrbedarf an Energie ist in der Schwangerschaft nicht so ausgeprägt; man muß nicht „für zwei" essen.

Wichtiger als Menge ist die Qualität in Form von Vitaminen, Mineralien und Spurenelementen.

1000 kcal pro Tag zusätzlich ist sicherlich über das Ziel hinausgeschossen;

➡ 500 kcal pro Tag sind mehr als ausreichend ...

## HAUT & GESCHLECHTSORGANE

# Ausbildung

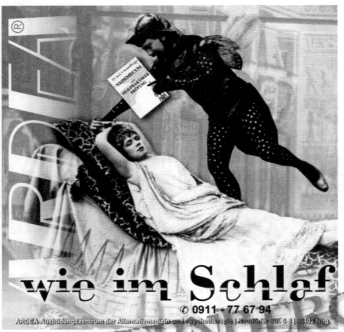

wie im Schlaf
© 0911 - 77 67 94
ARDEA-Ausbildungszentrum der Alternativmedizin und Psychotherapie | N.Judenfer Str. 6-8 | 90402 Nbg.

**NUERNBERGER TRICHTER**

Ausbildung wie im Schlaf?
Gar nicht so schwer - fragen Sie nur unsere Schülerinnen und Schüler.

Wie - Sie wohnen zu weit weg?

Na, wenn das kein Grund ist, unseren Nürnberger Trichter zu besuchen. Zwei Wochen lang Rommelfanger pur - von 10 bis 18 Uhr.
**Theorie und Praxis** direkt von der Quelle.

**Gönnen Sie sich die beste Ausbildung die es gibt wenigstens für zwei Wochen Ihres Lebens.**

Infos: Tel. **0911-77 67 91** ca. 9.$^{00}$ - 13.$^{00}$ oder unter
**HTTP://WWW.ARDEA.DE** rund um die Uhr.

**WWW.ARDEA.DE**

# HAUT & GESCHLECHTSORGANE

**18  Einfachauswahl**

**Welche Aussage zur Psoriasis trifft zu?**

A  Psoriasisherde sind klassischerweise unscharf begrenzt und breiten sich schnell auf den ganzen Körper aus.

B  Die Hautveränderungen jucken stark und sind manchmal schmerzhaft.

C  Bevorzugte Stellen sind die Beugeseiten der großen Gelenke.

D  Es kann zu Gelenksbeteiligungen kommen

E  Die Finger- und Zehennägel sind nie betroffen.

# HAUT & GESCHLECHTSORGANE

## [x] Antwort: Lösung D.

Die **PSORIASIS** ist eine häufige Hauterkrankung: 1 bis 2 % der Bevölkerung sind betroffen.

Die Disposition ist **GENETISCH BEDINGT**;
> die Erkrankung tritt familiär gehäuft auf.

Auslöser für einen Psoriasisschub können sein:
- Sonnenexposition *(besonders bei rothaarigen, bzw. bei hellhäutigen)*,
- Infektionen,
- Stoffwechselstörungen *(Diabetes z. B.)* oder
- Traumata.

**C** Die hauptsächlichen Prädilektionsstellen sind die **STRECKSEITEN DER EXTREMITÄTEN***(Ellenbogen, Knie)*; überall dort, wo aufgrund der Hautstruktur kleine Dehnungsmikrotraumata vorkommen können.

Das erklärt auch das sog. **KÖBNER-PHÄNOMEN**:
> beim festen Überstreichen der *(gesunden)* Haut, bilden sich auf der Strichlinie Psoriasisherde.

Bei der "normalen" Psoriasis vulgaris sind Hand- und Fußflächen, sowie die Kopfhaut frei von Veränderungen.

Und natürlich gibt es auch wieder eine Verlaufsform, die sich nicht an übliche Spielregeln hält:
> die **PSORIASIS INVERSA**.

Hier sind besonders
- Hand- und Fußflächen,
- die Kopfhaut und
- die Rima ani befallen.

# HAUT & GESCHLECHTSORGANE

Besonders bei dieser Form, aber auch in geringerem Maß bei der Psoriasis vulgaris kommt es zu

> **NAGELBETEILIGUNGEN**.

**E** Charakteristisch ist

- der **PSORIATISCHE ÖLFLECK** *(kleinere Läsion unter/im Nagelbett)*,
- der **TÜPFELNAGEL** *(kleinste punktförmige Herde im Nagel)*,
- der **KRÜMELNAGEL** oder auch
- Abhebung der **NAGELPLATTE** durch eine große Psoriasisläsion unter dem Nagel.
- **SPLITTERBLUTUNGEN** führen zu braunen Streifen im Nagel.

**A** Die **PRIMÄREFFLORESZENZ** bei der Psoriasis ist ein **SCHUPPENDER, SCHARF BEGRENZTER HERD**, bei dem die **MITOSERATE** der epidermalen Zellen bis auf das Zehnfache **GESTEIGERT** ist.

> Daraus resultiert die Schuppenbildung.

Dieser Herd ist zunächst **RÖTLICH** und rasch mit einer Schicht **SILBRIGER SCHUPPEN** bedeckt.

Die Psoriasisherde können sich zentrifugal ausdehnen und *(selten!)* auch mal den ganzen Körper befallen; in diesem Fall muß der Patient in der Klinik behandelt werden.

☞ Psoriasisherde sind aber immer **SCHARF BEGRENZT**.

**B** Die Psoriasis geht normalerweise überhaupt **NICHT** mit einem **JUCKREIZ** einher; selten können die Herde im Anfang, im Hyperämiestadium leicht jucken.

## ... UND LERNEN MACHT SPASS

# HAUT & GESCHLECHTSORGANE

An sich ist die Psoriasis leicht anhand der Psoriasisphänomene zu diagnostizieren:

1. das **KERZENFLECKPHÄNOMEN**. Die Schuppen können auf der Effloreszenz abgekratzt werden wie Wachs von einer Tischdecke.
   Wenn man noch weiterkratzt erhält man
2. das **PHÄNOMEN DES LETZTEN HÄUTCHENS** = die letzte Epidermisschicht, die sich von der Effloreszenz abziehen läßt. Und schließlich resultiert
3. das **PHÄNOMEN DES BLUTIGEN TAUS** *(Auspitz-Phänomen)*. Durch das Abziehen des letzten Häutchens werden die Kapillaren in den Papillenspitzen der Haut lädiert und bluten leicht. Und zum Schluß noch
4. das **KÖBNER-PHÄNOMEN** oder **ISOMORPHER REIZEFFEKT**.
   In Kratzstrichen auf der Haut *(oder in Operationsnarben)* siedeln sich kleine Psoriasisherde an.

**D** Circa 5 % der Psoriasispatienten bekommen
➡ **GELENKSBESCHWERDEN**.

Meistens sind die **DISTALEN FINGER- oder ZEHENGELENKE** betroffen: es kommt zu Entzündungen des Gelenks selbst und zu gelenknahen **OSTEOPOROSEN**. Leider sind diese Arthritiden sehr hartnäckig.

Der Verlauf der Erkrankung ist sehr unterschiedlich; eine echte Heilung gibt es jedoch *(noch?)* nicht.

Therapeutisch entfernt man die Schuppen und verordnet dem Patienten *(sofern er oder sie es verträgt)* **SONNENBÄDER** bzw. **BESTRAHLUNGEN** (UV–A-Strahlen). Damit die Bestrahlung auch entsprechend wirkt, bekommen die Patienten oft ein Teerpräparat, um die Empfindlichkeit der Haut auf Sonne o. ä. heraufzusetzen. Selbstverständlich kann man das Ganze z. B. durch **KORTISON** unterstützen.

# HAUT & GESCHLECHTSORGANE

**19  Einfachauswahl**

Eine Patientin bringt ihren 4 Monate alten Säugling in Ihre Praxis.

**Welcher der folgenden Untersuchungsbefunde muß als auffällig bezeichnet werden?**

**A**  Der Säugling verfolgt Gegenstände, die in seinem Gesichtsfeld bewegt werden, mit den Augen.

**B**  Der Kopf kann in Bauchlage angehoben werden.

**C**  Das Kind hat sein Geburtsgewicht verdreifacht.

**D**  Die kleine Fontanelle ist geschlossen.

**E**  Der Säugling kann sich nicht selbstständig von der Rückenlage in die Bauchlage drehen.

# HAUT & GESCHLECHTSORGANE

☒ **Antwort: Lösung C**

*Was gut ist, kommt wieder...*

An sich hätte es ja ausgereicht, wenn man noch gewußt hätte, daß das Geburtsgewicht sich bis zum 5/6. Monat verdoppelt und bis zum 12. Monat ungefähr verdreifacht...

Aber schauen wir mal alle Antworten durch:

**A**
- Ab dem **3. MONAT** ist das Gehirn/das Sehsystem soweit reif, daß Bewegungen mit den **AUGEN** verfolgt werden;
- ab dem **4. MONAT** können Gegenstände wirklich **FIXIERT** werden; die Augenmuskeln können jetzt willkürlich gesteuert werden.

Das Hörsystem ist in der Regel 1 Monat schneller:

- ab dem **2. MONAT** können Kinder den Kopf in Richtung des Schalls wenden;
- im **4. MONAT** werden die **STIMMEN DER ELTERN** schon richtig erkannt und von anderen Stimmen unterschieden!

**B**
- Im **3. MONAT** kann der **KOPF** willkürlich bewegt und in **BAUCHLAGE ANGEHOBEN** werden.

**C**
- *Natürlich, Sie haben's ja gewußt*: das **GEBURTSGEWICHT** hat sich bis zum **12.MONAT** verdreifacht...

Die **KLEINE FONTANELLE** ist eine *(beim Säugling bis zum 4. Monat noch)* bindegewebige Stelle, die zwischen dem Hinterhauptsbein und den beiden Scheitelbeinen liegt.

**D**
- Die **KLEINE FONTANELLE** schließt sich im **4. MONAT**,
- die **GROSSE FONTANELLE** zwischen Stirnbein und Scheitelbeinen schließt sich im **2. LEBENSJAHR**.

Wenn sich die Fontanellen zu früh schließen, kann das Gehirn nicht mehr richtig wachsen und es resultieren cerebrale Minderfunktionen.

➡ Es resultiert der **TURMSCHÄDEL**.

**E** Das **DREHEN** von der Rücken- in die Bauchlage erfordert weitergehende Muskelkoordinationen.

- Ungefähr mit einem **HALBEN JAHR** ist die Gehirnreifung soweit, daß die Körpermotorik dazu in der Lage ist.

## HAUT & GESCHLECHTSORGANE

**20  Einfachauswahl**

**Eine Aphthe zeigt am wahrscheinlichsten folgendes der genannten Erscheinungsbilder:**

A  eine umschriebene, in etwa linsengroße Schleimhauterosion mit rötlich-entzündlichem Randsaum.

B  eine meist viral bedingte, schmerzlose, subkutane Blase der Haut.

C  schmerzhafter, meist mechanisch bedingter Einriß der Perianalschleimhaut.

D  nässender spaltförmiger Epitheldefekt in den Zwischenzehenräumen.

E  flächenhafter Haut- oder Schleimhautdefekt, der bis in die Unterhaut reicht und in der Regel narbig abheilt.

# HAUT & GESCHLECHTSORGANE

[x] **Antwort: Lösung A.**

*Wenn man's gewußt hat, ist's ganz einfach:*

**A** Eine **APHTHE** ist eine entzündliche **SCHLEIMHAUTEFFLORESZENZ**, die oft weißlich aussieht, da das Innere von **FIBRIN** überzogen ist.
Aphthen sind in der Regel nicht größer als die beschriebenen „**LINSEN**" – eher kleiner.
Die Tiefe dieser Läsion hält sich in Grenzen; daher heilen sie **NARBENLOS** ab.
Allerdings sind Aphthen **SCHMERZHAFT**; beim Auftreten in der Mundschleimhaut *(sehr häufig)* wird das Essen zum Abenteuer.

- Aphthen können z. B. aufgrund von **HERPESINFEKTIONEN** entstehen.
- Es gibt aber auch sog. **HABITUELLE APHTHEN**, die immer wieder auftreten und z. B. mit **NAHRUNGSMITTELUNVERTRÄGLICHKEITEN** zu tun haben.

**B** Viral bedingte **BLÄSCHEN** an Haut und Schleimhäuten sind z. B.
➡ Varizellenbläschen.
Die Bläschen jucken und schmerzen in unterschiedlichem Ausmaß.

**C** Einen Einriß z. B. in der perianalen Schleimhaut nennt **RHAGADE**. Es handelt sich um **TIEFE**, aber schmale Hautverletzungen.
Rhagaden sind *(sehr)* **SCHMERZHAFT**; im Analbereich werden sie oft hervorgerufen durch einen harten Stuhlgang, vor allem wenn schon kleinere Vernarbungen der Haut/Schleimhautgrenze in diesem Bereich vorhanden sind.
Die gute Nachricht: Rhagaden heilen **NARBENLOS** ab.

**D** Rhagaden können auch z. B.

- an den Mundwinkeln oder
- zwischen den Zehen oder Fingern auftreten.

Immer braucht man eine *(leicht)* geschädigte Haut;

- ⊙ entweder durch **VITAMINMANGEL** *(im Fall der Mundwinkelrhagaden)* oder
- ⊙ bei **INFEKTIONEN** *(z. B. Pilze)* im Zwischenzehenbereich.
- ⊙ Auch die **NEURODERMITIS** - als weiteres Beispiel - kann mit Rhagaden an den Fingern einhergehen.

**E** Wenn man einen größeren Haut- oder Schleimhautdefekt hat, kann die Basalmembran in diesem Bereich nicht mehr aufgebaut und es resultiert eine Narbe.
➡ Es ist die Rede von einem **ULCUS**.

# HAUT & GESCHLECHTSORGANE

**21 Einfachauswahl**

Ihnen wird ein 6jähriges Mädchen zur Beurteilung seiner motorischen Entwicklung vorgesellt, die nach vergleichender Beobachtung seiner Eltern diesen zunehmend verzögert erscheint.

**Welches in der Aufstellung der anamnestischen Daten ist der letzte Zeitpunkt, bei dem der jeweils erreichte Entwicklungsstand des Kindes altersgerecht war?**

- **A** 3. Lebensmonat: Heben des Kopfes in Bauchlage
- **B** 8. Monat: Kind sitzt frei
- **C** 12. Monat: Hochziehen zum Aufstehen möglich
- **D** 24. Monat: kann maximal 20 Schritte mit Unterstützung gehen
- **E** 5. Lebensjahr: kann eine Treppe nur mit Festhalten am Handlauf begehen

# HAUT & GESCHLECHTSORGANE

## ☒ Antwort: Lösung B.

*Es hilft nichts – die Kinder-Norm-Daten müssen wenigstens in groben Zügen sitzen!*

**A**  Im **3. MONAT** können Kinder
- den **KOPF** in Bauchlage **HEBEN**,
- Gegenstände können **FIXIERT** werden und
- das Kind übt fleißig **GREIFEN**. D. h. die Kopf-Hals- und Schultermuskulatur wird jetzt schon ganz gut mit willkürlichen nervalen Impulsen versorgt und funktioniert.

Im **5. BIS 6. MONAT**
- verdoppelt sich das **KÖRPERGEWICHT** der Geburt *(aber das wußten Sie ja bereits)* und
- das **FREIE SITZEN** fängt an.

**B**  Im **9. MONAT**
- **SITZT** das Kind stabil frei.
  Aber damit nicht genug – die Entwicklung geht weiter und als nächstes steht das **HOCHZIEHEN** zum Aufstehen auf dem Programm.

**C**  Wie war das noch mal mit dem **KÖRPERGEWICHT** mit **12 MONATEN**? Genau –
- es hat sich das Geburtsgewicht in etwa **VERDREIFACHT**.

☞ Allerdings können Kinder mit 1 Jahr mit Unterstützung schon sicher stehen und ggf. auch schon einige Schritte mit Festhalten machen.

**D**  Mit **2 JAHREN**
- ist die **GROSSE FONTANELLE** geschlossen,
- das Kind kann sicher **STEHEN UND GEHEN** und
- **ZWEIWORTSÄTZE** sprechen.
- Die willkürliche Regulation der **HARN- UND STUHLENTLEERUNG** wird geübt.

**E**  Im **5. LEBENSJAHR** ist der
- **SPRACHERWERB** schon ziemlich vollständig;
- die Kinder bewegen sich normal.

# HAUT & GESCHLECHTSORGANE

**22  Einfachauswahl**

**Welche Aussage zur reifen Frauenmilch trifft zu?**

Reife Frauenmilch besitzt im Vergleich zu Kuhmilch ...

- **A** einen circa halb so hohen Energiegehalt
- **B** etwa doppelt so viel Fett
- **C** weniger Mineralien
- **D** weniger Kohlehydrate
- **E** mehr Eiweiß

# HAUT & GESCHLECHTSORGANE

## ☒ Antwort: Lösung C.

*Ja, so was gibt's auch.*

**KUHMILCH** ist natürlich auf die Erfordernisse kleiner Kälbchen und **FRAUENMILCH** auf die Erfordernisse kleiner Menschenkinder zugeschnitten.

Deshalb unterscheiden sie sich:

|  | Kuhmilch | Frauenmilch |
|---|---|---|
| **Eiweiß** | 3,3 g | 1,1 g |
| **Kohlehydrate** | 4,8 g | 7,0 g |
| **Mineralien** | 0,7 g | 0,2 g |
| **Energiegehalt** | pro 100 ml ist ungefähr gleich *(ca. 270 kcal)* ebenso wie der Fettgehalt *(3,5 g)* | |

Die **MUTTERMILCH** ist also gegenüber der Kuhmilch

⇒ **EIWEISSARM** und
⇒ **MINERALSTOFFARM**, dafür aber recht
⇒ **KOHLEHYDRATREICH**.

Wenn Kinder mit Kuhmilch ernährt werden, muß die Kuhmilch verdünnt **(Halb- oder 2/3-Milch)** und **KOHLEHYDRATE** (Laktose) und **FETTE** (Keimöl) zugesetzt werden.

☞ *Man sollte der Vollständigkeit halber noch erwähnen, daß das Eiweiß von Kuh- und Muttermilch nicht das selbe ist; Kuhmilcheiweiß (Kasein) ist ein gut Teil schwieriger zu verdauen für das Kind.*

Ok, zur Frage:

**A** Der Energiegehalt von Kuhmilch und Muttermilch ist in etwa gleich.

**B** der Fettgehalt ist bei beiden 3,5 g/100 ml

**C** Muttermilch enthält weniger Mineralien.

**D** dafür aber mehr Kohlhydrate.

**E** Muttermilch enthält ca. ein Drittel des Eiweißgehalts von Kuhmilch.

Damit stimmt Lösung **C**.

# HAUT & GESCHLECHTSORGANE

**23  Einfachauswahl**

Ein 11jähriger Junge klagt nachts über plötzlich eingetretene starke Schmerzen im linken Hodensack, die in den Leistenbereich ausstrahlen. Übelkeit und Erbrechen kommen hinzu. Der Schmerz hält auch beim Anheben des Hodens unverändert an. Es besteht ein Hodenhochstand links.

**Welche Verdachtsdiagnose ist am wahrscheinlichsten?**

**A** akute bakterielle Nebenhodenentzündung
**B** direkter Leistenbruch
**C** Hodentorsion
**D** akute Prostatitis
**E** Nebenhodentuberkulose

# HAUT & GESCHLECHTSORGANE

## ☒ Antwort: Lösung C.

*Na, alles klar? Wie war das noch mal bei Frage # 16?*

Es scheint sich ja um ein **AKUT** eingetretenes Ereignis - eventuell um eine Entzündung zu handeln.

**A**    Eine **NEBENHODENENTZÜNDUNG** könnte damit schon in die nähere Betrachtung kommen.

Allerdings wissen wir noch, daß eine Nebenhodenentzündung in aller Regel **AUFSTEIGEND** ist, d. h.

- die **BAKTERIEN** wandern über die Urethra und den Dct. deferens in den Nebenhoden ein;
- in aller Regel sind auch Symptome einer **BLASENENTZÜNDUNG** dabei.

Die klassische Symptomatik einer **NEBENHODENENTZÜNDUNG**, oder **EPIDIDYMITIS**

- beginnt eher **LANGSAM**,
- steigert sich dann innerhalb von 1 Tag recht schnell.
- Entzündliche **MIKTIONSBESCHWERDEN** sind praktisch immer dabei.
- Weiterhin hat man *(Mann)* eine deutliche **LEUKOZYTURIE** und meist **HOHES FIEBER**.
- Ein deutliches Unterscheidungsmerkmal ist das **PREHN-ZEICHEN**: bei der Nebenhodenentzündung läßt der Schmerz beim Anheben des Hodens nach = Prehn-Zeichen negativ.

**D**    Bei der **PROSTATITIS** kommt es zu

- **SCHMERZEN** im Dammbereich,
- **FIEBER** und ebenfalls entzündlichen **MIKTIONSSYNDROMEN**, da zumindest ebenfalls eine Entzündung der Urethra vorliegen muß.
- Eine Prostatitis ist eine Erkrankung, die mit **ERHEBLICHEM KRANKHEITSGEFÜHL** einhergeht.
- Prostataentzündungen gehen aber nicht mit Symptomen des Hodens einher.

# HAUT & GESCHLECHTSORGANE

**E** Eine **NEBENHODENTUBERKULOSE** wird meistens
- von der Niere
- über die Blase
- auf den Dct. deferens und
- auf den Nebenhoden weitergeleitet.

Korrekterweise spricht man hier von einer **UROGENITALTUBERKULOSE**.
Der Verlauf einer Tuberkulose ist immer **CHRONISCH** und paßt damit überhaupt nicht zu dem geschilderten Fall.
Bei einer Nebenhodentuberkulose treten z. B.

- Skrotalfisteln auf und/oder
- der Dct. deferens ist perlschnurartig verdickt tastbar.

**TYPISCHE SYMPTOME** der Nebenhodentuberkulose gibt es **NICHT**.

**B** Ein **DIREKTER LEISTENBRUCH** *(Hernia inguinalis)* ist eher eine Erkrankung des älteren Mannes.
Der Bruchsack befindet sich medial des Samenstrangs. Bei **KÖRPERLICHER ANSTRENGUNG** *(Anspannen der Bauchmuskeln z. B.)* kann sich der Bruch vorwölben; **EINKLEMMUNGSERSCHEINUNGEN** sind peritoneale Reizungen mit starkem Bauchweh.
In dummen Fällen kann sich auch ein Stück **DARM** in dem Bruchsack finden. So etwas kann zu einem **AKUTEN ABDOMEN** führen.
**siehe Amtsarztfragen Verdauung Klinik.**

**C** Damit bleibt die Hodentorsion übrig:

- betroffen sind in der Regel **JUNGS** kurz vor der Pubertät;
- die Hodendrehung erfolgt typischerweise **NACHTS** durch einen Cremasterreflex.
- **PERITONEALE REIZUNGEN**, wie Übelkeit und Erbrechen gehören dazu, da die Hodenhülle Beziehungen zum **PERITONEUM** hat.
- Das **PREHN-ZEICHEN** ist positiv, d. h. der Schmerz läßt sich nicht durch Hochlagern des Hodens bessern.
- Da die Gefäße *(Venen, Arterien, Dct. deferens)* verdrillt sind, kann man einen **HODENHOCHSTAND** auf der betroffenen Seite tasten.

Die Hodentorsion ist ein absoluter **NOTFALL**; es muß schnellstens operiert werden, um eine Nekrose des Hoden zu vermeiden.

**... UND LERNEN MACHT SPASS**

# HAUT & GESCHLECHTSORGANE

# PRAXISWOCHENENDE

**Teil 1
Notfallmedizin**

Nicht nur, daß jetzt ein Patient zu Ihnen gekommen ist, hat er oder sie doch die Unverfrorenheit, die Augen zu verdrehen und einfach vom Stuhl zu fallen, während Sie noch mit sich ringen, ob Sie sich freuen oder fürchten sollen, daß Sie endlich Kundschaft haben. Haben Sie jetzt noch Kundschaft oder verstecken Sie sich am besten? *Vielleicht könnte man den Patienten ja unauffällig vor die Türe legen? Nein - zu auffällig. Der Aufzug - ja, das könnte gehen.*

Wer hier lacht, hat die Situation noch nicht erlebt, wer hier entrüstet den Kopf schüttelt, auch noch nicht.

Sie sind mutterseelenalleine in Ihrer Praxis und der Patient - oder was von ihm im Moment noch präsent ist - ist **IHRE VERANTWORTLICHKEIT!**
Also Panik beiseite und erinnern an das, was Sie in Ihrer Ausbildung über Notfallmedizin gehört und vor allem **GEÜBT** haben.

Wie - das war alles? Mehr fällt Ihnen nicht ein?

Dann haben Sie sicher nicht den Kurs in unserem Ausbildungszentrum besucht. Hier hören Sie nämlich nicht nur, was es für verschiedene Notfälle gibt, sondern auch gleich, wie man sie erkennt und wie Sie da- mit umgehen. Und weil unser Spicker „Notfallmedizin*" zwar eine gute Gedächtnisstütze ist, Ihnen die beste Gedächtnisstütze aber nix hilft, wenn nichts da ist, woran Sie sich erinnern können, haben wir natürlich auch gleich die praktischen Übungen dazu.

*Siehe Spickerliste **Seite 32**

# HAUT & GESCHLECHTSORGANE

**24 Einfachauswahl**

Sie beraten eine gesunde junge Frau mit Kinderwunsch. Ihre Patientin hat in der Zeitung etwas von einer Prophylaxe mit Folsäure gelesen und möchte von Ihnen dazu nähere Auskünfte haben.

**Welche Aussage ist am ehesten zutreffend?**

**A** Die prophylaktische Gabe von Folsäure dient in erste Linie der Vermeidung von Entwicklungsstörungen des zentralen und peripheren Nervensystems *(z. B. fetale Neuralrohrdefekte)*.

**B** Die prophylaktische Gabe von Folsäure dient in erster Linie der Vermeidung von Defekten im Magen-Darm-Bereich *(Atresie der Speiseröhre, Bauchwanddefekte etc.)*

**C** Als Prophylaxe empfehlen Sie 4 mg Folsäure pro Tag bis zum Ende der Schwangerschaft.

**D** Der Folsäurebedarf steigt bis zum Ende der Schwangerschaft kontinuierlich an.

**E** Bei Frauen, die längere Zeit die Pille genommen haben, tritt ein Folsäuremangel seltener auf.

# HAUT & GESCHLECHTSORGANE

### ☒ Antwort: Lösung A.

Jede Zelle im Körper benötigt **FOLSÄURE**; ein Folsäuremangel führt z. B. häufig zu einer **MEGALOBLASTÄREN ANÄMIE**.

Durch das Wachstum der kindlichen Zellen ist der Folsäurebedarf in der Schwangerschaft gut doppelt so hoch wie normal. Folsäure findet sich in höherer Konzentration in **KEIMEN**; wenn sich eine Frau aber vor der Schwangerschaft nicht besonders gesund ernährt hat, ist die Wahrscheinlichkeit hoch, daß sie jetzt in der Schwangerschaft in einen manifesten Mangel hineinrutscht.

**A** Wenn **FOLSÄURE** fehlt, ist in erster Linie das **NERVENSYSTEM** des Kindes betroffen. Die Neuralwülste schließen sich möglicherweise nicht und es resultiert eine **SPINA BIFIDA**.
📖 siehe Frage 17.
Es gibt auch Untersuchungen, daß viele Frauen, die schon öfters eine **FEHLGEBURT** hatten, einen Folsäuremangel aufweisen.

**B** **DEFEKTE IM MAGEN-DARM-TRAKT** sind nicht einem Vitamin- oder sonstigen Mangel zuzuordnen. Es handelt sich um diverse Störungen der Entwicklung.

**C** Da zumindest ein latenter Folsäuremangel sehr verbreitet ist, empfiehlt man den Frauen am besten schon **VOR DER SCHWANGERSCHAFT** Folsäure zusätzlich einzunehmen.
⇒ Der normale Bedarf ist ca. 250 µg/pro Tag;
⇒ in der Schwangerschaft wird diese Dosis auf ca. **800 µg** gesteigert.

**D** Da der neue Erdenbürger im Anfang, in der Fetalperiode mehr wächst als später, steigt der Bedarf an Folsäure nicht; im Verhältnis wird **ZU BEGINN DER SCHWANGERSCHAFT MEHR FOLSÄURE GEBRAUCHT**.

**E** Die **PILLE** sorgt für eine **VERMEHRTE AUSSCHEIDUNG VON FOLSÄURE**; Frauen, die über längere Zeit die Pille genommen haben, können schon mal prophylaktisch Folsäure zuführen...

☺ Folsäure ist wasserlöslich, daher gibt es keine echten Intoxikationserscheinungen bei Überdosierungen.

# HAUT & GESCHLECHTSORGANE

**25  Aussagenkombination**

**Welche der folgenden Aussagen zum körperlichen Untersuchungsbefund bei gesunden 2jährigen Kindern treffen zu?**

1. Der Reflexstatus unterscheidet sich nicht mehr vom Erwachsenen.
2. Die Atemfrequenz und die Herzfrequenz sind in Ruhe durchschnittlich höher als beim Erwachsenen.
3. Die sogenannte abdominelle Atmung hat für die Ventilation eine erhebliche Bedeutung.
4. Es findet sich typischerweise das so genannte Nasenflügeln.
5. Beim 2jährigen Kind sind noch nicht alle Zähne des Milchgebisses durchgetreten.

A  Nur die Aussagen 2, 3 und 4 sind richtig
B  Nur die Aussagen 1, 2, 3 und 5 sind richtig
C  Nur die Aussagen 1, 3 und 5 sind richtig
D  Nur die Aussagen 1, 2 und 3 sind richtig
E  Alle Aussagen sind richtig

# HAUT & GESCHLECHTSORGANE

☒ **Antwort: Lösung B.**

*Immer wieder diese Kinderentwicklung....* 😊

Zumindest was die Reife des ZNS betrifft, kommen Babys eigentlich zu früh auf die Welt.

Die **PYRAMIDENBAHN** funktioniert bei der Geburt noch nicht; deshalb gibt es seine Reihe von Reflexen, die mit dem Ausreifen der Pyramidenbahn wieder verschwinden. Zu diesen Reflexen gehört außer dem

- Babinski-Reflex der
- Greifreflex: bei Druck auf die Handinnenfläche oder die Fußsohle krümmen sich die Finger und Zehen; der
- Schreitreflex: wenn man ein Neugeborenes senkrecht hält, so vollführt es auf der Unterlage Schreitbewegungen auch der
- Mororeflex oder das
- Puppenaugenphänomen.

➡ Der **MOROREFLEX** wird ausgelöst, wenn man den Kopf ruckartig um wenige Grad nach hinten fallen läßt, dann werden die Finger und Arme so bewegt, daß sich das Kind im *(nicht mehr vorhandenen)* Fell der Mutter festklammern könnte.

➡ Das **PUPPENAUGENPHÄNOMEN** beschreibt die Tatsache, daß wenn man den Kopf eines Neugeborenen z. B. nach rechts dreht, die Augen nach links wandern und umgekehrt.

Diese Reflexe verschwinden langsam einer nach dem anderen zwischen dem 3. Monat und 2. Lebensjahr; je mehr diese primitiven Reflex verschwinden, um so mehr entwickelt sich die **WILLKÜRMOTORIK**.

**1** Spätestens im **2. LEBENSJAHR** ist keiner dieser Reflexe mehr nachweisbar.
💡 Sicheres **GEHEN UND STEHEN** funktioniert nur, wenn die Willkürmotorik entsprechend ausgebildet ist.

# HAUT & GESCHLECHTSORGANE

**2** **2JÄHRIGE KINDER** haben im Durchschnitt einen **BLUTDRUCK** von 105/60
vorausgesetzt man mißt mit der richtigen Manschette!*

| 2JÄHRIGE KINDER | ERWACHSENE |
|---|---|
| RR 105/60, Puls 100/Minute | RR 120/80, Puls 60-80/Minute |
| Atemfrequenz liegt bei etwa 30/Min | 15 bis 20 /Min. |

Der beschleunigte Herzschlag und die raschere Atemfrequenz haben mit dem beschleunigten **STOFFWECHSEL** zu tun!

Unter der **ABDOMINELLEN ATMUNG** versteht man die **BAUCH- ODER ZWERCHFELLATMUNG**.

**3** Bei dieser Atmungsform tritt das **ZWERCHFELL** tiefer und dehnt damit die Lunge.
Unterstützt wird dieser Atmungstyp durch das Gewicht der **LEBER**, die am Zwerchfell angewachsen ist.
Deshalb ist die Zwerchfellatmung im Gegensatz zur Rippenatmung vom Energieaufwand her günstiger und damit nicht nur bei Kindern von „erheblicher Bedeutung". Jede Ruheatmung stellt eine Zwerchfellatmung dar.
**siehe Amtsarztfragen Atmungsorgane.**
Bei Säuglingen ist die abdominelle Atmung die dominierende Atmungsform; wenn das Kind sich mehr und mehr aufrichtet *(das wäre wann?)*, kommt die thorako-abdominelle Atmung dazu.

**4** Als „**NASENFLÜGELN**" bezeichnet man das *(unwillkürliche)* Spreizen der Nasenflügel bei jedem Atemzug.
Diese Erscheinung ist sichtbar bei Zuständen, wo die Atmung erschwert ist, z. B. bei einer **PNEUMONIE**.
*Die Atemwege von Kindern sind zwar enger als die bei Erwachsenen – so eng aber auch wieder nicht.* Die relative Enge der Atemwege trägt dazu bei, daß kleine Kinder und Säuglinge auf diverse Viren mit heftigeren bronchialen Symptomen reagieren – eine Anschwellung des Bronchialepithels macht sich drastischer bemerkbar als bei älteren Kindern oder bei Erwachsenen.

* **Die richtige Manschette für alle Fälle finden Sie im ARDEA-Shop**
www.ardea-shop.de

**... UND LERNEN MACHT SPASS**

# HAUT & GESCHLECHTSORGANE

5
- **DIE ERSTEN ZÄHNE** kommen in etwa ab dem 7. Monat; meistens sind das die mittleren unteren Schneidezähne.
- Mit etwa **30 MONATEN** ist das Milchgebiß vollständig durchgetreten.
- Ab dem 4. Lebensjahr kommt es infolge des Kieferwachstums zur Lückenbildung; das ist auch notwenig, damit die bleibenden Zähne Platz haben.
- Zwischen dem 6. und dem 12. Lebensjahr treten dann die **BLEIBENDEN ZÄHNE** durch.

# HAUT & GESCHLECHTSORGANE

**26  Mehrfachauswahl**

Welche der folgenden Aussagen zur Endometriose trifft *(treffen)* zu?

Wählen Sie **drei** Antworten!

- **A**  Sterilität tritt nie auf.
- **B**  Typisch ist eine Senkung der Gebärmutter.
- **C**  Endometrioseherde können sich auch in der Muskelschicht der Gebärmutter befinden.
- **D**  Es können Darmblutungen auftreten.
- **E**  Das Ovar kann zystisch verändert sein.

# HAUT & GESCHLECHTSORGANE

**[x] Antwort: Lösungen C, D und E.**

*Wenn man jetzt noch gewußt hätte, was in der Frage 5 stand!*

Bei der **ENDOMETRIOSE** entstehen an beliebigen Stellen im Körper zusätzliche *(ektope)* Herde von Endometrium.
Die Erkrankung wird häufig bei Frauen um die 40 diagnostiziert.

**C** Selbstverständlich können sich solche Schleimhautinseln auch innerhalb des **MYOMETRIUMS** befinden.

**D** Sie können nicht nur außen, sondern auch innen im **DARM** sein.

Da Endometrioseherde auf die normalen zyklusabhängigen Hormonveränderungen reagieren, kommt es zu Blutungen bei der Periode – möglicherweise also auch zu **DARMBLUTUNGEN**.
Wenn Endometrioseherde auf der **HAUT** entstehen, bildet sich zum Zeitpunkt der Periode an diesen Stellen ein blutendes Knötchen.

**E** Endometrioseherde im **OVAR** führen zu großen **ZYSTEN**, die Blut enthalten, den sog. **SCHOKOLADENZYSTEN**.
Diese Zysten können durchbrechen und verursachen dann **VERWACHSUNGEN** des Ovars mit dem Peritoneum und den Nachbarorganen *(Tube, Darm etc)*.

**A** Solche Veränderungen des Ovars können zu einer **STERILITÄT** führen.

Eine weitere Möglichkeit ist ein Endometrioseherd

⮕ **INNERHALB DES EILEITERS**.

Außerdem setzen die Endometrioseherde in unterschiedlichem Maß **PROSTAGLANDINE** frei, so daß die spontane Abortrate erhöht ist.

Das klinische Bild von

- Dysmenorrhoe *(Schmerzen bei der Periode, egal wo)*,
- Blutungen *(Hypermenorrhoe)* und
- Sterilität sollte an eine **ENDOMETRIOSE** denken lassen.

Therapie: man versucht, mit **HORMONGABEN** *(Gestagene)* die Herde zu hemmen; wenn möglich ist es natürlich besser, die Herde lapraskopisch zu entfernen.

Wenigstens ein Gutes gibt es bei der Sache: Endometrioseherde entarten nicht.

# HAUT & GESCHLECHTSORGANE

**B**  Wenn der **UTERUS** nach unten **ABSINKT**, ohne aus der Vulva auszutreten, spricht man von einem
- ➡ **DESCENSUS**, ansonsten von einem
- ➡ **PROLAPS**.

Ein Descensus oder ein Prolaps kann
- die vordere Scheidenwand und die Blase mitnehmen oder
- die hintere Scheidenwand und das Rektum.

Einer Senkung liegt eine **INSUFFIZIENZ DES BECKENBODENS** zugrunde, die sich besonders nach schweren oder mehreren Geburten einstellt.

Da meistens nicht ein Unglück alleine kommt:
- ➡ die **AUFHÄNGEBÄNDER** *(Lig. teres uteri z. B.)* können auch mal die Freundschaft aufkündigen und
- ➡ last not least kann es auch zu einer **ERSCHLAFFUNG** der Haltevorrichtungen der Darmschlingen kommen und das ganze Eingeweidepaket drückt noch zusätzlich auf die Gebärmutter.

☞ Sie sehen, das alles hat nichts mit der Endometriose zu tun.

Die Beschwerden bei einer Senkung sind individuell unterschiedlich:
- sie reichen von einem „**DRUCK** nach unten"
- über **BLASENBESCHWERDEN** *(Streßinkontinenz bei Husten, Niesen, Pressen; Infektionen wegen Restharnbildung)*
- bis hin zu **OBSTIPATIONEN** wenn das Rektum mit betroffen ist.

Die auftretenden **SCHMERZEN** werden meistens als dumpf beschrieben und in der Kreuzbeingegend lokalisiert.

Therapie: Operation.

**... UND LERNEN MACHT SPASS**

## HAUT & GESCHLECHTSORGANE

# PRAXISWOCHENENDE

**Teil 2
Injektionskurs**

Die Medizin ist doch eine tolle Einrichtung, wenn man sie erst mal von Politik und niederen Beweggründen befreit. Was es da nicht alles gibt, um dem Körper auf die Sprünge zu helfen - ja, es gibt so viel, daß man sich fragt, wo die ganzen Kranken eigentlich überhaupt noch herkommen.

Nun, ein Teil geht auf das Konto Politik, die sich ja von Kandidat Nummer zwei - den niederen Beweggründen nicht frei machen kann und will, der Rest weiß einfach nicht um die Möglichkeiten.

Viele der Leckereien haben nämlich den Effekt, daß sie injiziert werden müssen und solange die Therapeuten selber eine Spritzenphobie haben oder nicht wissen, wie man richtig injiziert (der Hauptgrund für die Phobie), wird den Therapeuten - und damit den Patienten - dieses Potential verschlossen bleiben.

Wenn Sie selber schon mal eine Spritze bekommen haben von jemanden, der davor Angst hat, kennen Sie das ja bestens. Die Krankenschwester hat Angst - Sie spüren das und verkrampfen sich (*die Muskulatur*) - die Spritze kommt, Sie verkrampfen sich noch mehr - und prompt tut das weh! Schmerzen hängen eng mit Angst zusammen. Seien Sie ein besserer Therapeut, indem Sie sich in unserem Injektionskurs zeigen lassen, wie eine sachgerechte Injektion geht und ersparen Sie Ihren Patienten die Spritzenangst.

Sie können damit so viel Gutes tun.

Vielleicht schlummert in Ihnen ein großartiger Neuraltherapeut* und Sie wissen es nur nicht?

*Siehe **Seite 108**

**WWW.ARDEA.DE**

## HAUT & GESCHLECHTSORGANE

**27  Aussagenkombination**

**Welche der folgenden Aussagen treffen zu?**

Die Wirkungen der weiblichen Sexualhormone Östrogen und Progesteron sind vielfältig.

Östrogene ...

**1**  wirken einem Knochenabbau entgegen
**2**  bewirken den Wiederaufbau des Endometriums nach der Menstruation
**3**  fördern die Brustentwicklung, das Brustwachstum
**4**  bewirken einen Abfall der Triacylglyceride im Blut
**5**  werden nach der Menopause vermehrt gebildet.

**A**  Nur die Aussagen 1 und 5 sind richtig
**B**  Nur die Aussagen 2 und 3 sind richtig
**C**  Nur die Aussagen 1, 2, 4 und 5 sind richtig
**D**  Nur die Aussagen 1, 2 und 3 sind richtig
**E**  Alle Aussagen sind richtig

# HAUT & GESCHLECHTSORGANE

[x] **Antwort: Lösung D.**

**ÖSTROGEN** und **PROGESTERON** sind für den weiblichen Zyklus unentbehrlich.

Das **FSH** aus dem **HYPOPHYSENVORDERLAPPEN** stimuliert die Eizellen im Ovar; wachsende Eifollikel geben **ÖSTROGEN** ab. Ein Eifollikel besteht aus
- dem **EI** – *der Hauptperson*
- und den umgebenden **AMMENZELLEN**.

Diese Ammenzellen sind die eigentlichen Östrogenproduzenten.

Das **ÖSTROGEN** bereitet den Körper auf eine eventuelle Befruchtung des Eis vor:

**2**
- das **ENDOMETRIUM** wird aufgebaut;
- die **EILEITER** werden Hab-Acht-Stellung versetzt und
- die **PERISTALTIK** der Tuben wird erhöht.

**1**
- Der ganze Körper *(und die Psyche)* werden **GESTÄRKT**; Energie wird bereitgestellt.
- Östrogene bauen Knochen auf,
- verbessern die Muskeldurchblutung,
- verschönern die Haut etc...

**4**
- Die Blutfett- und Cholesterinwerte steigen an.

Es kommt innerhalb des Eierstocks zu einem Wettlauf, welcher Follikel am schnellsten wachsen kann und rechtzeitig zur Zyklusmitte den sog. **GRAAFSCHEN FOLLIKEL** ausbildet. Der Gewinner hemmt die anderen Eifollikel *(die haben im nächsten Zyklus wieder eine Chance)* und wartet jetzt auf das Signal zum **EISPRUNG**.

Dieses Signal kommt auch wieder von **HYPOPHYSENVORDERLAPPEN** in Gestalt eines **LH-AUSSTOSSES**.

Das Ei springt nun und während es im Eileiter Richtung Gebärmutter geleitet wird, produzieren die restlichen, im Eierstock verbliebenen Ammenzellen

➥ **PROGESTERON** *(ein Gestagen)*.

Diese progesteronproduzierenden Zellen bezeichnet man als

➥ **GELBKÖRPER**.

# HAUT & GESCHLECHTSORGANE

☀ **PROGESTERON** ist ein **SCHWANGERSCHAFTERHALTENDES HORMON** – es könnte ja sein, daß die Eizelle befruchtet worden ist.

- Das Endometrium wird nun weicher *(damit sich das Ei besser einnisten kann)* und enthält mehr **NÄHRSTOFFE**.
- Die Frau lagert mehr **WASSER** ein *(in der Schwangerschaft vermehrt sich das Blutvolumen)* und
- die **KÖRPERTEMPERATUR** steigt leicht an.

Der Gelbkörper im Eierstock kann jedoch nicht unendlich lange die Gestagenproduktion aufrechterhalten; bei einer Schwangerschaft erhält er recht bald Unterstützung von der Plazenta.

Wenn diese Unterstützung ausbleibt, versiegt auch irgendwann die Progesteronproduktion und es kommt zu einer **ABBRUCHBLUTUNG**
- der **MENSTRUATION**.

Die Blutung wird durch das erneute Ansteigen des Östrogenspiegels wieder beendet.

3   In der **PUBERTÄT** entwickelt sich unter Östrogeneinfluß bei Mädchen das **BRUSTDRÜSENGEWEBE**.
Die Milchgänge differenzieren sich erst richtig aus, wenn Progesteron vorhanden ist, d. h. nach einem echten Eisprung *(fruchtbaren Zyklus)*.

5   Als **MENOPAUSE** bezeichnet man die letzte Regelblutung der Frau. Die Menopause leitet in das **KLIMAKTERIUM** über; Durchschnittsalter 45 bis 50 Jahre.

Wenn man das weiß, ist auch klar, daß danach **KEINE** *(sehr sehr wenig)* **ÖSTROGENE** und **GESTAGEN** mehr im Blut auftauchen
- allenfalls kann das FSH und LH erhöht sein.

Diese erhöhte sekretorische Leistung des Hypophysenvoderlappens wird mit den typischen **SCHWEISSAUSBRÜCHEN** in Verbindung gebracht.

☞ Um die Wechseljahresbeschwerden zu lindern, wird vielen Frauen die Zufuhr einer geringeren Menge von Östrogene und/oder Gestagenen empfohlen; dadurch sinkt der FSH- und LH-Spiegel.

**... UND LERNEN MACHT SPASS**

## HAUT & GESCHLECHTSORGANE

# PRAXISWOCHENENDE

### Teil 3
### Die körperliche Untersuchung

Die Schulbank zu drücken und fleißig zu lernen ist ein Ding - einen Patienten zu untersuchen, ist ein ganz anderes. Schon die Aufforderung an den oder die Patientin/en „sich frei zu machen" stellt die erste professionelle Qualifikations-Hürde dar. Haben Sie die berüchtigte Formel dann endlich ohne zu stottern und ohne einen Kopf, so rot wie die Luftballons der Roxy-Bar, über die Lippen gebracht und Ihr Patient steht, sitzt oder liegt vor Ihnen, dann stecken Sie schon mitten drin in der nächsten Krisen-Situation - dem „First Contact".

Fallen Sie gleich über den Patienten mit Händen und Füßen her? So, wie Sie es hier lesen, sagt jeder nein, aber Sie würden sich wundern, wie das abläuft, wenn das keiner vorher formulieren muß!

Also - erst einmal der visuelle Eindruck. Worauf müssen Sie achten? Was sehen Sie? - *Wer mit unserem „Atlas der Reflexzonendiagnose\*" arbeitet, der sieht gleich viel mehr!*

Erst, wenn diese Blickdiagnose **gründlich** beendet ist, kommt es zum physischen Kontakt. Was hierbei alles, und in welcher Reihenfolge untersucht wird und wie Sie mit Ihrem Handwerkszeug (Stethoskop/Reflexhammer/Othoskop/Stimmgabel etc. und Ihren HÄNDEN) umgehen um zu Ihrer Diagnose zu gelangen, zeigen wir Ihnen im Teil 3 unseres Praxiswochenendes.

In unserem Untersuchungskurs profitieren Sie ganz speziell von der Praxiserfahrung von Frau Dr. Rommelfanger.

Unsere Gedächtnisstütze für Sie: unsere Reihe der Spicker zur allgemeinen und speziellen, körperlichen Untersuchung

📖 *Siehe **Seite 130**

# HAUT & GESCHLECHTSORGANE

**28  Aussagenkombination**

**Welche der folgenden Aussagen zu Erektionsstörungen trifft *(treffen)* zu?**

1. Erektionsstörungen sind in den meisten Fällen psychisch bedingt.
2. Ein Diabetes mellitus, Multiple Sklerose oder Alkoholismus kann Ursache einer Erektionsstörung sein.
3. Die Einnahme von beta-Blockern hat keinen Einfluß auf die Erektionsfähigkeit.
4. Im Rahmen der Behandlung eines Prostatakarzinoms kann es zu Erektionsstörungen kommen.
5. Die medikamentöse Therapie einer Erektionsstörung kann mit erheblichen Nebenwirkungen einhergehen.

A  Nur die Aussagen 2, 3, 4 und 5 sind richtig
B  Nur die Aussagen 1 und 5 sind richtig
C  Nur die Aussagen 2 und 4 sind richtig
D  Nur die Aussagen 1, 2, 4 und 5 sind richtig
E  Alle Aussagen sind richtig.

# HAUT & GESCHLECHTSORGANE

[x] **Antwort: Lösung D.**

Sexualstörungen, worunter auch die **EREKTIONSSTÖRUNG** fällt, sind in sehr vielen Fällen nicht Störungen einer einzelnen Person sondern Ausdruck einer Störung einer partnerschaftlichen Beziehung.

**1** Man sagt, daß in über 90 % der Fälle Erektionsstörungen **PSYCHISCH BEDINGT** sind.

**2** Bevor Sie jetzt aber Ihren Patienten als „Psycherl" abstempeln auch mal überlegen, ob hier nicht vielleicht nervale Störungen auch noch ins Spiel kommen:
- alle Nervenschädigungen, vor allem **POLYNEUROPATHIEN** können mit Erektionsstörungen einhergehen.
- **DIABETES**,
- Alkoholabusus,
- MS,
- Schwermetallvergiftungen,
- rheumatoide Arthritis,
- Psychopharmaka oder auch
- Drogen sind Erkrankungen, die unter diese Kapitel fallen.

**3** **BETABLOCKER** senken nicht nur den Blutdruck durch Blockade der beta-Rezeptoren des Sympathicus am Herzen, sondern wirken auch auf die **GLATTE MUSKULATUR** peripherer Gefäße ein. Dadurch können *(reversible)* Erektionsstörungen auftreten; zudem wird die Spemienbeweglichkeit gehemmt.

**4** Bei einem großen **PROSTATAKARZINOM** hilft nur noch eine Operation. Früher war eine Erektionsstörung in fast 100 % der Fälle zu erwarten; heute ist das dank modernerer Operationstechniken kaum mehr der Fall.

Allerdings gibt es noch die **HORMONTHERAPIE** bei nicht operablen Karzinomen: fast 80 % der Prostatakarzinome tragen Hormonrezeptoren und können mit **ÖSTROGENEN** behandelt werden. Potenz- und Libidoverlust sind logischerweise die Folge.

**5** Als medikamentöse Therapie einer Erektionsstörung kommt eine **TESTOSTERONGABE** in Frage, was selbstverständlich Nebenwirkungen hat.
- Eine der einfacheren ist die **TESTOSTERONAKNE**;
- gravierender ist die mögliche Auslösung eines **PROSTATAKARZINOMS**!

# HAUT & GESCHLECHTSORGANE

**29  Mehrfachauswahl**

Welche der folgenden Aussagen zur Psoriasis treffen zu?

Wählen Sie **zwei** Antworten!

- **A** Es kommt häufig zu Nagelveränderungen.
- **B** Nach dem ersten Auftreten kommt es meistens zu einer Spontanheilung.
- **C** Bevorzugte Stellen des Auftretens sind Gesicht, Oberschenkel und Rumpf.
- **D** Die Erkrankung wird mit Röntgenbestrahlung behandelt.
- **E** Die Primäreffloreszenz ist ein hyperämischer, schuppender Bezirk der Haut.

## HAUT & GESCHLECHTSORGANE

☒ **Antwort: Lösungen A und E.**

*Mal wieder ganz was Anderes.*

Die **PSORIASIS** *(Schuppenflechte)* ist eine **AUTOSOMAL ERBLICHE** Erkrankung; bis zu 2 % der Bevölkerung sind betroffen.

Es gibt verschiedene **AUSLÖSER** *(Sonne, Infektionen, Stoffwechselstörungen etc)*, die einen Schub auf dem Gewissen haben können.

**B** Diese Schübe können beliebig oft auftreten......

Pathophysiologisch handelt es sich bei der Psoriasis um Hautbezirke, bei denen die **MITOSERATE** bis auf das Zehnfache **GESTEIGERT** ist...

➡ deshalb resultiert die starke **SCHUPPUNG** dieser veränderten Hautareale.

**E** Die **PRIMÄREFFLORESZENZ** ist lebhaft rot *(weil gut durchblutet – hyperämisch)* mit **SILBRIGER SCHUPPUNG**.

Um die Diagnose dingfest zu machen, untersucht man die Psoriasisphänomene:

- **KERZENFLECKPHÄNOMEN** *(die Schuppen lassen sich von der Haut wie Wachs von einer Tischdecke abkratzten)*
- das **PHÄNOMEN DES LETZTEN HÄUTCHENS** *(die unterste Epidermisschicht läßt sich wie ein Häutchen abziehen)*
- das Phänomen des **BLUTIGEN TAUS** *(Auspitz-Phänomen)*; es kommt zu kleinen punktförmigen Blutungen.
- Weiterhin kennt man bei der Psoriasis das **KÖBNER-PHÄNOMEN** oder den **ISOMORPHEN REIZEFFEKT;** kleinste Hautverletzungen *(aber auch größere, nach Operationen z. B.)* hinterlassen entlang einer Kratzspur kleine Psoriasisherde.

# HAUT & GESCHLECHTSORGANE

**C** **PRÄDILEKTIONSSTELLEN** sind die **STRECKSEITEN DER EXTREMITÄTEN**: Ellenbogen, Knie etc.

Selbstverständlich kann sich die Schuppenflechte über den ganzen Körper ausbreiten; „lehrbuchmäßig" beginnt sie jedoch an den besagten Streckseiten der Extremitäten.

- Die **PSORIASIS VULGARIS** *(die „normale" Psoriasis)* läßt die Hand- und Fußflächen, die Schleimhäute und den behaarten Kopf frei.
- Die **PSORIASIS INVERSA** zeigt genau die umgekehrte Lokalisation. Diese Form geht besonders häufig mit Gelenksbeschwerden und mit Nagelveränderungen einher.

Aber auch bei der vulgaris-Form ist man gegen **NAGELBETEILIGUNGEN** nicht wirklich gefeit.

**A** Man sieht
- den psoriatischen Ölfleck,
- den Tüpfelnagel,
- Krümelnägel,
- Splitterblutungen oder auch
- das Abheben der ganzen Nagelplatte

je nachdem wie groß der Psoriasisherd unter dem Nagel ist.

Die **THERAPIE** besteht in einer
- Entfernung der Schuppen, z. B. mit Salicyvaseline,
- ggf. Kortison
- und einer UVA-Bestrahlung *(Achtung rothaarige, hellhäutige!)*. Um den Bestrahlungseffekt auf die Haut noch zu verstärken, bekommen die Patienten noch eine Teersalbe.

**D** Röntgenbestrahlung ist natürlich viel zu aggressiv!

**... UND LERNEN MACHT SPASS**

## HAUT & GESCHLECHTSORGANE

# PRAXISWOCHENENDE

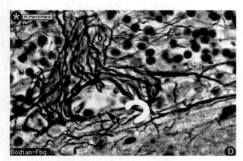

Teil 4
Histologie

Was hat die Histologie denn jetzt mit der Praxis oder mit der Prüfungsvorbereitung zu tun?
Tja, was wohl? Diese Vorlesung soll Ihr Verständnis erschließen für Zusammenhänge, die Sie bisher nur auswendig gelernt haben. Hier geht es um das geistige „Begreifen" von Wissen, Mechanismen und Reaktionen.

Sie haben bisher schön auswendig gelernt, daß sich Zellen unter bestimmten Bedingungen so und so verhalten (und das war schon eine gute Ausbildung!). Daß sich diese Zellen unter anderen Bedingungen anders verhalten und wenn sich noch ein Faktor dazugesellt, dann kann auch etwas ganz anderes passieren.

Warum das so ist?

„Weiß ich nicht, ich muß es eben so lernen." Das war Ihr bisheriger Ausbildungsstand und Ihre Methode zu lernen.

Wenn Sie mich fragen, ein harter Weg, alles **SO** zu lernen.

Und genau da setzt unser Histologie-Kurs ein. Unter fachkundiger Anleitung (Frau Dr. Rommelfanger) gezeigt, erschließen sich Zweck und Funktion vieler biologischer und pathologischer Mechanismen unter dem Mikroskop fast wie von selbst. Das nötige Hintergrundwissen vorausgesetzt (*deshalb der Termin vor der Prüfung*) greift hier ein Fragment Ihres Wissens in das andere und führt zu einem Verständnis, daß es Ihnen überhaupt erst ermöglicht weiter zu denken und Schlüsse zu ziehen, die für Ihre Praxis lebenswichtig sind.

Damit auch jeder was davon hat, wird alles über unsere Projektionsanlage live übertragen.

# HAUT & GESCHLECHTSORGANE

### 30 Aussagenkombination

**Welche der folgenden Aussagen zum Basaliom treffen zu?**

1  Das Basaliom setzt frühzeitig Metastasen.
2  Es tritt bevorzugt an dem Licht ausgesetzten Stellen auf.
3  Ein Basaliom wächst nicht infiltrierend.
4  Der Tumor weist immer Pigmenteinlagerungen auf.
5  Charakteristisch ist ein derber Randwall mit einer zentralen Ulceration.

A  Nur die Aussagen 1, 2, 4 und 5 sind richtig
B  Nur die Aussagen 2 und 5 sind richtig
C  Nur die Aussagen 2 und 3 sind richtig
D  Nur die Aussagen 1, 2 und 4 sind richtig
E  Alle Aussagen sind richtig

# HAUT & GESCHLECHTSORGANE

[X] **Antwort: Lösung B.**

Das **BASALIOM** ist ein **HAUTKREBS**, bei dem man sozusagen noch Glück im Unglück hat:

**3** Der Tumor wächst zwar, wie jeder „normale" Krebs **INFILTRIEREND**, d. h. er kann die gesunden Nachbarzellen aktiv zerstören ...

**1** er setzt aber – per definitionem – **NIE METASTASEN**.

Das Basaliom kann überall auf der **HAUT** vorkommen,

➡ mit Ausnahme der **HAND- UND FUSSFLÄCHEN**
➡ und der **SCHLEIMHÄUTE**.

**2** Am häufigsten tritt das Basaliom jedoch im **GESICHT** auf:

- am **MEDIALEN AUGENWINKEL**,
- im **SCHLÄFENBEREICH**,
- am **HAARANSATZ**

... überall dort, wo die Haut mehr dem **LICHT** ausgesetzt ist.

☼ Es scheint sich um eine kumulative Lichteinwirkung zu handeln – ab dem **50. LEBENSJAHR** ist der Tumor wesentlich häufiger als in jüngeren Jahren.

📖 Etliche Patienten weisen auch mehrere Basaliome gleichzeitig auf.

# HAUT & GESCHLECHTSORGANE

Der Tumor beginnt als kleines rötliches **WACHSARTIGES KNÖTCHEN**, das langsam immer größer wird. Im Laufe der Zeit bilden sich **TELEANGIEKTASIEN** aus und der Tumor wird immer **DERBER**.

Irgendwann kommt es in der Mitte zu einer **EROSION**, die im Anfang immer noch mit einer Kruste bedeckt ist, später hat man dann das Vollbild:

5   ein **DERBER TUMOR**,
- der aus einem **FESTEN RANDWALL MIT TELEANGIEKTASIEN** und einem
- nicht abheilenden bzw. immer wieder „aufgehenden" **ULCUS** in der Mitte besteht.

Das Ulcus wird sich ohne Behandlung immer weiter ausbreiten und auch in die Tiefe wachsen:
- das **ULCUS RODENS**.

Es können auch größere Gefäße oder Knochen arrodiert werden; d. h. man kann auch an einem Basaliom sterben!

Von einem sog. verwilderten Basaliom spricht man, wenn sich auf das Ulcus **INFEKTIONEN** aufgepfropft haben; wenn man sich dann immer noch nicht operieren läßt, können in den Randbezirken **PLATTENEPITHELKARZINOME** entstehen.

Klinisch unterscheidet man bei Basaliom 4 Typen:

- das „normale" **ULCERATIVE BASALIOM** mit dem charakteristischen Randwall

- das **SKLEROSIERENDE** oder **FIBROSIERENDE BASALIOM**: hier sieht man keinen Randwall; das Karzinom wächst quasi gleich in die Tiefe. Frühformen zeichnen sich durch eine **FIBROSIERTE** *(weißliche, harte)* Stelle auf der Haut aus mit **TELEANGIEKTASIEN**, die sich z. T. unter der Haut schon sehr weit ausgebreitet haben kann

- das **RUMPFHAUTBASALIOM**: eine oder mehrere rötliche, flache schuppende Stellen meistens am Rücken oder an der Schulter

4   Alle diese Formen sind nicht pigmentiert. Es gibt aber noch

- das **PIGMENTIERTE BASALIOM**. Es wächst in der Regel wie das ulcerative Basaliom, nur das die Läsion z. T. einen starken Pigmentgehalt aufweist.

**... UND LERNEN MACHT SPASS**

**HAUT & GESCHLECHTSORGANE**

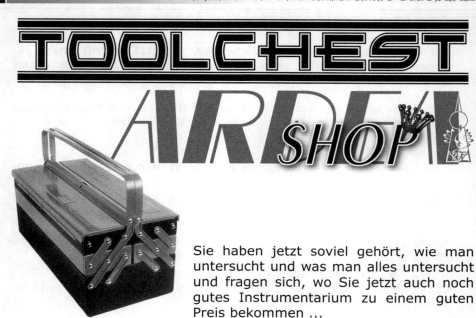

Sie haben jetzt soviel gehört, wie man untersucht und was man alles untersucht und fragen sich, wo Sie jetzt auch noch gutes Instrumentarium zu einem guten Preis bekommen ...

Wozu gibt es denn uns und unseren **ARDEA®-Shop**!

- Wir haben Ihnen im Internet unter www.ardea-shop.de die Möglichkeit gegeben, sich für Ihre Praxistätigkeit entsprechend auszurüsten.
- Wir bemühen uns dabei, Ihnen anzubieten, **WAS SIE WIRKLICH BRAUCHEN!** ... und wir bieten Ihnen auch nix an, wo wir Ihnen keinen guten Preis machen können!
- Wir bieten Ihnen auch nix an, wovon Frau Dr. Rommelfanger nicht persönlich überzeugt ist und das ist natürlich auch kein Schnickschnack, den niemand in der naturheilkundlichen Praxis wirklich braucht.

# HAUT & GESCHLECHTSORGANE

**31  Aussagenkombination**

**Welche der folgenden Aussagen zur Neurodermitis treffen zu?**

1  Die erste Manifestation der Neurodermitis kann sich bei Säuglingen als Milchschorf nach dem 3. Lebensmonat zeigen.
2  Im Schulalter erscheinen die Läsionen bevorzugt an den Beugeseiten der Extremitäten.
3  Die Hautveränderungen bei der Neurodermitis jucken stark.
4  Eine Klimatherapie *(See-Klima)* kann sich positiv auswirken.
5  Die Hautpflege sollte vorwiegend gegen die Austrocknung der Haut gerichtet sein.

A  Nur die Aussagen 1, 2, 3 und 5 sind richtig
B  Nur die Aussagen 2 und 3 sind richtig
C  Nur die Aussagen 2, 3 und 4 sind richtig
D  Nur die Aussagen 1 und 5 sind richtig
E  Alle Aussagen sind richtig

# HAUT & GESCHLECHTSORGANE

### ☒ Antwort: Lösung E.

Die **NEURODERMITIS** - das **ATOPISCHE EKZEM** - ist eine **GENETISCH BEDINGTE** Erkrankung, bei der eine **ALLERGISCHE ÜBERREAKTION** des Immunsystems beteiligt ist *(***ERHÖHUNG DER IgE***)*.

Etwa die Hälfte der Neurodermitispatienten entwickeln daher im Lauf ihres Lebens

- einen **HEUSCHNUPFEN** oder
- ein **ALLERGISCHES ASTHMA**.

Bei der Neurodermitis reagiert die Haut als Ganzes unangemessen:
- verminderte Talgsekretionen,
- paradoxe Schweißsekretionen,
- paradoxe Gefäßreaktionen

bilden die Grundlage, daß **LEICHTE REIZE** *(Pollen, Staubgehalt der Luft aber auch Berührungen)* als unangenehm empfunden und überschießend beantwortet werden.

Man unterscheidet zwei klinische Erscheinungsarten:

- bis zum 5. Lebensjahr ist die **FRÜHEXSUDATIVE PHASE**, bei der in der Hauptsache ein nässendes Ekzem auftritt,

- danach geht das Ganze in die bekanntere **SPÄTEXSUDATIVE PHASE** über.

**1** Die **ERSTMANIFESTATION** ist nicht vor dem **3. MONAT**.
Bei den ganz Kleinen ist der Kopf und das Gesicht betroffen: nässende, verkrustete Schuppen. Manchmal wird dieses Erscheinungsbild als „**MILCHSCHORF**" bezeichnet.

Achtung: „Milchschorf" der **VOR** dem 3. Lebensmonat auftritt, ist keine Neurodermitis, sondern hat mit **NAHRUNGSMITTELUNVERTRÄGLICHKEITEN** zu tun. IgE-Werte bestimmen lassen!

# HAUT & GESCHLECHTSORGANE

**3** Alle Hauterscheinungen der **NEURODERMITIS** gehen mit **STARKEM JUCKREIZ** einher. Aufgrund des Juckreizes schlafen die Kinder schlecht und damit ist sicherlich die Leistungsfähigkeit vermindert!
Je älter das Kind wird, umso mehr verlagern sich die Ekzeme auf den **KÖRPER**; nach dem 1. Lebensjahr ist das Gesicht und der Kopf meistens frei.

**2** Ab dem **5. LEBENSJAHR** spricht man von der **SPÄTEXSUDATIVEN PHASE**: es sind im typischen Fall die **BEUGESEITEN DER EXTREMITÄTEN** *(Knie und Ellenbogen)* betroffen und man sieht verkratzte, lichenifizierte Hautareale.
Der Juckreiz ist immer noch nicht besser geworden.

Therapie:

**5**
- Da die Haut zu Austrocknung neigt, sind alle **MASSNAHMEN ZUR RÜCKFETTUNG** förderlich, sofern sie keinen Hitze- und Wasserstau verursachen *(Keine Cremes auf Vaselinebasis z. B.)*.

- Da der **STAUB** der Luft bereits reizen kann, keine Arbeit in staubhaltiger Umgebung; **WOLLKLEIDUNG** z. B. vermeiden.

**4**
- Den meisten Patienten bekommt ein **MEERES- ODER EIN HOCHGEBIRGSKLIMA** gut: saubere, nicht zu trockene Luft.

- Ansonsten bekommen die Patienten cortisonhaltige Hautcremes, Kühlsalben und Teersalben.

# HAUT & GESCHLECHTSORGANE

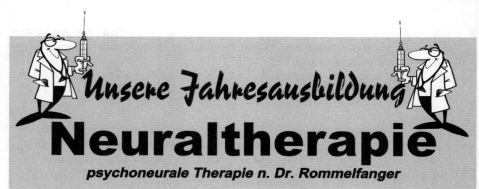

## Unsere Jahresausbildung
## Neuraltherapie
### psychoneurale Therapie n. Dr. Rommelfanger

| Termin: | Ab Januar jeweils SAMSTAG von 15.$^{00}$ - 18.$^{00}$ |
|---|---|
| Kosten: | Schüler 645.- Euro / Gäste 716.- Euro (Preis 2008) |

Der Aufbaukurs (n. bestandener Prüfung d. Segmenttherapie)

| Termin: | Ab Mai jeweils SAMSTAG von 15.$^{00}$ - 18.$^{00}$ |
|---|---|
| Kosten: | Schüler 875.- Euro / Gäste 972.- Euro (Preis 2008) |

**Alle Kurse werden von Frau Dr. Rommelfanger im ARDEA®-Ausbildungszentrum gehalten!**

Die aktuellen Termine und Preise unter www.ardea.de im Internet, wer wissen möchte, ob noch Plätze frei sind, wer mehr Infos will oder wer sich anmelden möchte: e-mail info@ardea.de Tel: 0911-77 67 91 Fax 0911-77 67 94

| | SEGMENTTHERAPIE (einf. neuralth. Interventionen) mit Procain (nach wie vor für Heilpraktiker erlaubt) | | TIEFE INJEKTIONEN SO WIE FÜR HEILPRAKTIKER ERLAUBT! (ohne Verwendung von Lokalanästhetika mit modifizierter Injektionstechnik !) | |
|---|---|---|---|---|
| 1 | Allgem. Einführung | | Arterien, Epiduralraum, Frankenh. Ganglien | 1 |
| 2 | Allgemeine Injektionstechnik | | Nerveninjektionen | 2 |
| 3 | Praktische Notfallmassnahmen | | Ganglien | 3 |
| 4 | Allgem. Segmenttherapie/Medikamente | | peritoneale, periostale Injektionen | 4 |
| 5 | Segmenttherapie | I Leber | Gelenke, Schilddrüse | 5 |
| 6 | | II Herz/Kreislauf | Prüfung | 6 |
| 7 | | III Magen-Darm-Trakt | Arbeit mit Patienten | 7 |
| 8 | | IV Lunge | Arbeit mit Patienten | 8 |
| 9 | | V Unterleib | Arbeit mit Patienten | 9 |
| 10 | | VI Abwehrsystem, Blase/Niere | Arbeit mit Patienten | 10 |
| 11 | | VII Stütz- und Halteapparat | Arbeit mit Patienten | 11 |
| 12 | Prüfung | | Arbeit mit Patienten & Prüfung | 12 |

# HAUT & GESCHLECHTSORGANE

**32   Mehrfachauswahl**

Ein 36jähriger Mann kommt zu Ihnen in die Praxis und klagt über eine schmerzlose, seit 14 Tagen bestehende einseitige Skrotumschwellung, die ihn beunruhigt.
Was ziehen sie differentialdiagnostisch in Betracht?

Wählen Sie **drei** Antworten!

**A**   akute Hodentorsion
**B**   Skrotalhernie
**C**   Hodentumor
**D**   Varikozele
**E**   akute Prostatitis

# HAUT & GESCHLECHTSORGANE

### ☒ Antwort: Lösungen B, C, D.

*Wieder mal was für die Herren der Schöpfung...*
*Ein bisserl kennen wir uns ja schon aus!*

**A** Eine **AKUTE HODENTORSION**
- kommt gerne im **PRÄPUBERTÄREN ALTER** vor,
- ist ein plötzliches und vor allem **SCHMERZHAFTES EREIGNIS** und
- stellt eine **SOFORTIGE OPERATIONSINDIKATION** dar.

Im Gegensatz zur **NEBENHODENENTZÜNDUNG**
- wird der Schmerz nicht besser beim Anheben des Hodens, und
- es treten auch keine Miktionssymptome auf.

Ev. kann man einen **HODENHOCHSTAND** auf der betroffenen Seite tasten.
Hier paßt
- weder das Alter,
- noch die fehlenden Schmerzen,
- noch die 14tägige Krankengeschichte.

**B** Eine **HERNIE**, also ein Vorfall von Peritoneum oder auch Darmschlingen in einen Bruchsack passt schon eher ins Bild.
Der **Hoden** entwickelt sich embryonal innerhalb der **Bauchhöhle** und muß dann durch eine Bauchmuskellücke in den Hodensack verlagert werden. Wenn er das nicht tut, ist die Temperatur zu hoch und die Spermiogenese kann nicht richtig ablaufen; außerdem ist die Hodenkarzinomgefahr erhöht.
Es gibt nun
- die **INDIREKTE LEISTENHERNIE**, bei der die Bruchpforte mit dem Weg des Hodens identisch ist und
- die **DIREKTE HERNIE**, die medial dem Samenstrang zu tasten ist.

Eine Hernie kann in jedem Alter auftreten.
Im Anfang kann man den Bruchsack immer noch zurück in die Bauchhöhle drücken; erst bei Anspannungen der Bauchmuskulatur tritt der Bruch wieder in Erscheinung. Im Laufe der Zeit wird in den meisten Fällen die Bruchpforte immer weiter und es besteht die Gefahr, daß irgendwann auch mal Darmschlingen verlagert werden.
Das ist jetzt eine **OPERATIONSINDIKATION**.
Irgendwann werden die dazugehörigen Darmgefäße abgeklemmt werden und es resultiert ein **DARMINFARKT**.

In der Zwischenzeit kann sich aber tatsächlich genügend Material in den Hodensack verlagern, so daß eine Hernie z. T. sogar schlecht von einem Hodentumor unterschieden werden kann.

# HAUT & GESCHLECHTSORGANE

**C** Eine schmerzlose Schwellung ist doch irgendwie immer verdächtig auf einen **TUMOR**....
Nachdem die meisten **HODENTUMOREN** sowieso maligne sind, ist eine rasche Vorstellung unseres Patienten beim Urologen bestimmt nicht das Verkehrteste.

Hodentumoren treten gerne in der Altersgruppe zwischen 20 und 40 auf; ein Risikofaktor ist der **KRYPTORCHISMUS**, d. h. der Hoden ist nicht richtig in den Hodensack hinabgewandert.

Das klassische Frühsymptom ist die langsam zunehmende **SCHWELLUNG DES HODENS**. Später kommt es zu Leistenbeschwerden und einem Schweregefühl.

**SCHMERZEN** treten dann auf, wenn es zu Einblutungen in die Kapsel des Hodens oder in den Nebenhoden kommt.

**D** Eine **VARIKOZELE** bezeichnet eine Art **KRAMPFADERN**, die bei denjenigen Venen entstehen, die den **DUCTUS DEFERENS** begleiten.

Wie bei den „richtigen" Krampfadern kommt es auch hier zu einem **VERMINDERTEN VENÖSEN ABSTROM**, so daß der Hodenstoffwechsel und die Spermienproduktion gestört sein können. Durch den venösen Rückstau kommt es ebenfalls zu einer Schwellung des Skrotums.

**E** Die **AKUTE PROSTATITIS** ist wie der Name schon sagt, wieder ein **AKUTES** Ereignis, das außerdem nicht zu einer Anschwellung des Skrotums führt.
Die akute Prostatitis ist eine hochfieberhafte und **SCHMERZHAFTE** Erkrankung, die mit jeder Menge **MIKTIONSBESCHWERDEN** einhergeht.

Es ist dringend ein **ANTIBIOTIKUM** nötig!

**... UND LERNEN MACHT SPASS**

## HAUT & GESCHLECHTSORGANE

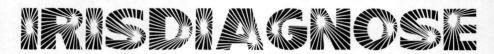

# IRISDIAGNOSE

Wie Sie ja sicher aus unserem Band "**Wissenschaftliche Grundlagen der Neuraltherapie**" wissen, sind die **Reflexzonen** das große Geschenk der Natur an die Naturheilkundler.

Wir haben damit die Gelegenheit bereits erste Warnungen zu sehen, bevor der Erstschlag Schneisen in unser heiles Gesundheitsweltbild schlagen kann und wir können den gordischen Knoten in der Krankheitskarriere unserer Patienten aufdröseln, wenn wir uns nicht in der Bekämpfung einzelner Symptome und Laborwerte verlieren, sondern die Quelle der Störungen finden und aufdecken, indem wir die Reflexzonen lesen und interpretieren.

Eine sehr spezielle Gelegenheit bietet uns hierzu die **Iris**.

Damit Sie nicht verständnislos in die Abgründe der Seele Ihres Patienten stieren, haben wir einen Spicker mit den allgemeinen Reflexzonen - quasi eine grobe Systematik der Iris mit einem Farbschema der verschiedenen Pimentfarben und der Zuordnung zu den Organsystemen und Tafel mit der Topographie der Iris (Organmäßig). Die Tafel ist ebenfalls eingeschweißt (Format A4) und bereits von uns gelocht, zum abheften in Ihrer Untersuchungsmappe.

Der Spicker kostet         6.- €
die Tafel kostet          11.-€
beide zusammen kosten  15.-€

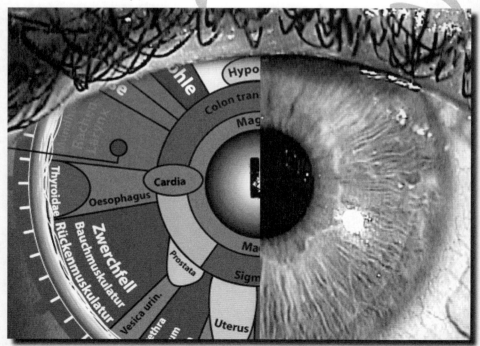

# HAUT & GESCHLECHTSORGANE

### 33 Aussagenkombination

Welche der folgenden Aussagen passen zu einem normgerecht entwickelten 12 Monate alten Kind?

**1** Es kann seit circa 5 Monaten frei sitzen.
**2** Es kann mit Unterstützung seit 2 Monaten stehen.
**3** Es ist 75 cm groß.
**4** Es ist 6 kg schwer.
**5** Es kann Zu- oder Abneigung ausdrücken.

**A** Nur die Aussagen 1, 2 und sind richtig
**B** Nur die Aussagen 2, 3 und 4 sind richtig
**C** Nur die Aussagen 1, 2, 3 und 4 sind richtig
**D** Nur die Aussagen 1, 2, 3 und 5 sind richtig
**E** Alle Aussagen sind richtig

# HAUT & GESCHLECHTSORGANE

[x] **Antwort: Lösung D.**

*Na, langsam kommen wir der Sache näher – oder?*

Ein **12 MONATE** altes Kind
- hat sein **GEBURTSGEWICHT** verdreifacht,
- **STEHT** sicher mit Unterstützung
- und macht schon die **ERSTEN SCHRITTE** mit Festhalten.
- Die Sprache beschränkt sich noch auf **EINWORT-SÄTZE**.

*Noch alles gewußt?*

1. **FREI SITZEN** sollte ein *(normgerecht entwickeltes)* Kind mit ca. **6 MONATEN** können – also sind wir seit 5 Monaten dabei.

2. Das **STEHEN MIT UNTERSTÜTZUNG** ist *(laut Lehrbuch)* ab dem **9. MONAT** möglich – also auch das eine richtige Aussage soweit.

3. Einjährige sind in etwa **75 CM GROSS**, aber

4. ca. **10 KG** schwer. Die 6 kg wären schon etwas untergewichtig.

5. Mit einem **HALBEN JAHR** wird das Kind fähig, die Ausdruckweise der Umgebungspersonen aufzunehmen und zu verstehen - in erster Linie natürlich auf die **MUTTER** bezogen.
   In dem Maß wie das Verständnis da ist, ist auch die Ausdruckfähigkeit des Kindes vorhanden: ab einem halben Jahr können die Kinder über Mimik, Blick und Lautäußerungen diverseste Emotionen mitteilen.
   ☞ In dieser Zeit ist es besonders wichtig, daß die Bezugsperson - am besten die Mutter - vorhanden ist und mit dem Kind „übt".
   Zuwendung in dieser Phase ist extrem wichtig für eine gesunde geistige und körperliche Entwicklung.

# HAUT & GESCHLECHTSORGANE

**34  Aussagenkombination**

**Welche der nachfolgend genannten Erscheinungen können auf das Vorliegen eines Cervix-Karzinoms hindeuten?**

1  vaginale Blutung nach dem Geschlechtsverkehr
2  unregelmäßige Monatsblutung und Zwischenblutungen
3  fleischwasserfarbiger oder blutiger Ausfluß
4  Blutungen aus der Gebärmutter nach der Menopause
5  Eine hochgradige Zellveränderung im Cervix-Abstrich bei der Krebsvorsorge

A  Nur die Aussagen 1, 3 und 4 sind richtig
B  Nur die Aussagen 2, 3 und 5 sind richtig
C  Nur die Aussagen 1, 2, 3 und 4 sind richtig
D  Nur die Aussagen 2, 3, 4 und 5 sind richtig
E  Alle Aussagen sind richtig

# HAUT & GESCHLECHTSORGANE

### ☒ Antwort: Lösung E

Das **CERVIX-KARZINOM** ist ein Karzinom eher der jüngeren Frau.

Das Karzinom entsteht umso häufiger, je früher ein regelmäßiger Sexualverkehr praktiziert worden ist und es ist häufiger bei Frauen, die geboren haben. In Bevölkerungskreisen mit einer schlechten Genitalhygiene des Mannes ist das Zervixkarzinom ebenfalls häufiger.

**4** Das soll nicht heißen, daß es bei älteren Frauen nicht auch mal auftreten kann!

**BLUTUNGEN** nach der Menopause sind **IMMER** höchst **VERDÄCHTIG**!

Mittlerweile weiß man, daß **PAPILLOMVIREN** einen nicht unerheblichen Anteil an der Entstehung des Karzinoms haben – deshalb gibt es eine **IMPFUNG** gegen diese Viren!!

**5** Nachweisen kann man veränderte Zellen im **CERVIXABSTRICH**, der nach Papanicolaou **ANGEFÄRBT** wird. Stadium Pap 1 ist ein normaler Befund, Stadium Pap 6 sind krebsartig entartete Zellen.

Ansonsten verhält sich das Karzinom so, wie jeder bösartige Tumor: er hat eine verletzliche Oberfläche und **BLUTET LEICHT**.

**2** Es kann zu unregelmäßigen **BLUTABGÄNGEN** und zu

**3** **BLUTIGEM AUSFLUSS** kommen. Der Ausfluß kann durch die Mischung von Wundsekret und Blut eine **FLEISCHWASSER**-Farbe annehmen mit einem typischen, süßlich-jauchigem Geruch.
Diese Blutabgänge können durchaus mit einer **PERIODENBLUTUNG** verwechselt werden; sie können relativ heftig sein.

Auf einer veränderten Oberfläche können auch schon Berührungen **BLUTUNGEN** auslösen:

**1**
- nach dem Geschlechtsverkehr,
- durch Scheidenspülungen oder
- eine Untersuchung beim Frauenarzt.

Diese Symptome treten allerdings erst dann auf, wenn das Karzinom eine gewisse Größe bereits überschritten hat.

Besser ist es, regelmäßig zum Frauenarzt zu gehen; bei der Untersuchung mit dem Spekulum sind sehr viele Cervix-Karzinome früh erkennbar.

# HAUT & GESCHLECHTSORGANE

## 35 Einfachauswahl

**Welche Aussage trifft zu?**

Die große Fontanelle schließt sich beim Menschen ...

**A** mit Beginn der Pubertät
**B** im 3. Lebenshalbjahr
**C** im 8. Lebensmonat
**D** während des Durchtretens der zweiten Zähne
**E** mit Beendigung des Längenwachstums

# HAUT & GESCHLECHTSORGANE

[x] **Antwort: Lösung B.**

*Endlich mal wieder was, was wir schon wußten – oder?*

Unsere Schädelknochen entstehen aus einer bindegewebigen Vorstufe, die nach und nach verknöchert.
So ziemlich in der Mitte jeder einzelnen Platte fängt die Verknöcherung an und breitet sich langsam zentrifugal nach außen aus. Damit ist sichergestellt, daß das Gehirn noch wachsen kann.

Sinnvoll ist es natürlich, die komplette Verknöcherung des Schädeldachs erst nach **ABSCHLUSS DES GEHIRNWACHSTUMS** stattfinden zu lassen: also im **2. LEBENSJAHR**.

Es gibt zwei Stellen am Schädel, an denen die bindegewebige Verbindung zu einer sogenannten Fontanelle erweitert ist:

- zwischen dem Os occipitale und dem *(doppelt vorhandenen)* Os parietale liegt die **KLEINE FONTANELLE**;
- die **GROSSE FONTANELLE** liegt so ziemlich am höchsten Punkt des Schädels zwischen den beiden Stirnbein-Anlagen und den Scheitelbeinen.

An den Fontanellen kann der Puls gefühlt werden.

➡ Die **KLEINE FONTANELLE** schließt sich so um den 2. bis 4. Monat,

➡ die **GROSSE FONTANELLE** in der Mitte des 2. Lebensjahrs.

Die Suturen, d. h. die Nahtstellen zwischen den einzelnen Schädelknochen sind erst mit/nach der Pubertät fest verknöchert, z. T. auch erst nach dem 40. Lebensjahr.

Übrigens ...

Eine **MENINGITIS** ist, besonders bei kleinen Kindern viel schwerer zu diagnostizieren als bei Erwachsenen, da z. B. das Leitsymptom der **NACKENSTEIFE** fehlt

📖 **siehe Amtsarztfragen Nervensystem Klinik.**

Eines der Symptome der kindlichen Meningitis ist das **VORWÖLBEN** der noch weichen Fontanelle.

Bei einer Erhöhung des intrakraniellen Drucks z. B. bei einem Unfall mit Hirnblutung kann ggf. durch die noch nicht verknöcherte Fontanelle eine **LIQUORPUNKTION** erfolgen.

# HAUT & GESCHLECHTSORGANE

**36  Einfachauswahl**

**Welche Aussage trifft zu?**

Eine Blutung nach der Menopause ist in erster Linie verdächtig auf ...

**A**  Gonorrhoe
**B**  Corpuskarzinom
**C**  Endometriose
**D**  Cervixpolypen
**E**  Lues IV

# HAUT & GESCHLECHTSORGANE

### ☒ Antwort: Lösung B.

*Tja, es gibt auch richtig leichte Fragen!*

Wo immer eine **BLUTUNG** im Spiel ist, die hier nicht hingehört, sollte man in erster Linie an ein **KARZINOM** denken – *dann kann man höchstens angenehm überrascht werden.*

Die **MENOPAUSE** bezeichnet die letzte Monatsblutung; jede Blutung danach ist höchst verdächtig....

**B** Das typische Karzinom der älteren Frau ist das
- **ENDOMETRIUM**- oder
- **KORPUSKARZINOM**

im Gegensatz zum Cervixkarzinom, das eher jüngere Frauen haben.

Risikofaktor Nummer eins ist **ÜBERGEWICHT,**

Leitsymptom ist die **BLUTUNG**, wo eigentlich keine mehr sein sollte.

Da das Karzinom im Inneren der Gebärmutter sitzt, hilft leider für die Diagnose ein Abstrich aus dem Zervikalkanal nichts; es gibt hier keine wirkliche Früherkennungsuntersuchung.

Man macht bei unklaren Befunden eine **AUSSCHABUNG** und schaut sich die Zellen an.

**A** Die **GONORRHOE** ist eine lokale **INFEKTIONSKRANKHEIT**, die mit **EITERBILDUNG** einhergeht.
➡ Entsprechend haben die Patienten **AUSFLUSS**.

♀ Wenn diese Infektion aufsteigt, können sich bei der Frau chronische Tubenentzündungen bilden, die mit Vernarbungen und mit einem erhöhten Risiko einer **EILEITERSCHWANGERSCHAFT** einhergehen.

♂ Beim Mann können die Gonokokken in den **DUCTUS DEFERENS** einwandern und dort ebenfalls Vernarbungen verursachen. Das führt dann zu einer **STERILITÄT**, da die Spermien nicht mehr nach außen gebracht werden können.

📖 **Siehe Amtsarztfragen Infektionskrankheiten**

# HAUT & GESCHLECHTSORGANE

**C** Die **ENDOMETRIOSE** tritt nicht mehr nach der Menopause auf.

Typischerweise bekommen Frauen um die 40, die noch ihre Periode haben, diese Erkrankung.

Es handelt sich pathophysiologisch um **VERSPRENGTES ENDOMETRIUM**, das genauso auf die Hormone reagiert wie die Gebärmutterschleimhaut im Inneren des Uterus. Beim Abfall der Hormone kommt es auch hier zu einer **BLUTUNG**; leider kann in den meisten Fällen die Blutung nicht nach außen weitergeleitet werden und kann daher **SCHMERZEN** verursachen.

Die Trias

- Dysmenorrhoe *(Schmerzen bei der Periode)*,
- verstärkte Blutungen und
- Sterilität sollten an eine Endometriose denken lassen.

Nach der Menopause ist der Eierstock nicht mehr aktiv,

➡ Östrogen und Gestagen sinken ab und
➡ die Endometrioseherde bleiben klinisch stumm.

**D** Unter einem **CERVIXPOLYPEN** versteht man ein Stück Endometrium, das in den Gebärmutterhalskanal vorgefallen ist.

Bei einer Spekulumuntersuchung ist ein kleines rotes Schleimhautstückchen sichtbar.

Ein Cervixpolyp ist **HARMLOS**; normalerweise wird er während einer Untersuchung einfach abgezwickt.

Die klinischen Erscheinungen sind entweder **BLUT**- und/oder **SCHLEIMABGÄNGE** oder – in vielen Fällen sind die Cervixpolypen einfach **ZUFALLSBEFUNDE** bei der Untersuchung.
**BLUTUNGEN** nach der Menopause können zwar auch mal aufgrund eines **CERVIXPOLYPEN** auftreten - vor allem, wenn das Endometrium durch die letzten unvollständigen Zyklen hypertroph ist - man nimmt jedoch erst mal das Schlimmste an!

Auch wenn circa die Hälfte der Blutungen nach der Menopause harmlose Ursachen hat – *wer weiß es aber im Einzelfall?*

**... UND LERNEN MACHT SPASS**

## HAUT & GESCHLECHTSORGANE

**E** **LUES IV**, das 4. Stadium der **SYPHILIS** ist jetzt wieder etwas ganz was Anderes.

☼ Im 4. Stadium haben es die Erreger *(***TREPONEMA PALLIDUM**, *gramnegative Stäbchen)* geschafft, sich ins **NERVENSYSTEM** vorzuarbeiten.

Es treten
- schmerzhafte Sensiblitätsveränderungen auf *(***TABES DORSALIS**),
- ein Untergang der Nervenzellen im Frontallapppen *(***PROGRESSIVE PARALYSE***)* und
- die typischen **ARGYLL-ROBERTSON-PUPILLE**.
  Dabei ist
  - die direkte und die indirekte Lichtreaktion erloschen,
  - die Konvergenzreaktion erhalten.
  - Die Pupille ist entrundet und
  - weist eine Miosis auf.

📖 **siehe Amtsarztfragen Infektionskrankheiten.**

# HAUT & GESCHLECHTSORGANE

**37** **Zuordnungsaufgabe**

**Ordnen Sie den in Liste 1 angegebenen Altersstufen die in Liste 2 angegebene Atembewegungsfrequenz zu!**

Achtung: Mehrfachzuordnungen möglich.

**A**  9. Monat intrauterin
**B**  Säugling
**C**  10jähriger gesunder Junge
**D**  Erwachsener

**1**  30 bis 70 pro Minute
**2**  keine Atmung
**3**  15 bis 18 pro Minute
**4**  30 bis 45 pro Minute

# HAUT & GESCHLECHTSORGANE

**☒ Antwort: A – 1/B – 4/C – 3/D - 3**

**A** Wenn sich das Kind in das große Abenteuer der Geburt stürzt, sollte es gut für diese Umstellung gerüstet sein!

Kinder üben im Mutterleib nicht nur Grimassieren, Schlucken und Greifen, sondern auch **ATMEN**.

☞ Gegen Ende der Schwangerschaft werden die Atembewegungen immer koordinierter und haben – je nach Aufregung eine **FREQUENZ VON 30 BIS 70 PRO MINUTE**.

Nachdem die Lunge noch nicht entfaltet ist, sind das natürlich noch keine „richtigen" Atemzüge; die Muskeln werden aber schon mal trainiert!

Die Atemfrequenz ist nach der **GEBURT** erst mal beschleunigt; ca. **35 BIS 45 ATEMZÜGE PRO MINUTE**.

Erst wenn die Lunge noch ein Stück gewachsen ist – für Fachleute:
➠ wenn die Vitalkapazität höher ist,
sinkt die Atemfrequenz wieder ab.

**B** Ein **SÄUGLING** hat ungefähr eine
➠ **ATEMFREQUENZ VON 30/MINUTE**.

**C** Erst im **SCHULALTER** ist das Verhältnis zwischen Sauerstoffbedarf der Zellen und Vitalkapazität ausgeglichen; Schulkinder haben,

**D** ebenso wie **ERWACHSENE** eine
➠ Atemfrequenz von **15 BIS 18 /MINUTE** in Ruhe.

Eigentlich logisch – oder?

## HAUT & GESCHLECHTSORGANE

**38   Aussagenkombination**

Eine 26jährige bisher gesunde Frau sucht Sie auf; sie ist in der 35. Schwangerschaftswoche. Die Patientin klagt über zunehmende Müdigkeit und Nachlassen der Leistungsfähigkeit.

**Welche der folgenden Untersuchungen veranlassen Sie?**

**1**   Eisenbestimmung im Blut
**2**   Hämatokritbestimmung
**3**   Anzahl der Erythrozyten im Blut
**4**   Blutzuckerbestimmung
**5**   Sie veranlassen keine Untersuchung, da die Behandlung Schwangerer Ärzten vorbehalten ist.

**A**   Nur die Aussage 5 ist richtig
**B**   Nur die Aussagen 1, 2, 3 und 4 sind richtig
**C**   Nur die Aussagen 1, 2 und 3 sind richtig
**D**   Nur die Aussage 3 ist richtig
**E**   Nur die Aussagen 1 und 3 sind richtig

# HAUT & GESCHLECHTSORGANE

[x] **Antwort: Lösung B.**

Während der **SCHWANGERSCHAFT** muß sich der mütterliche Stoffwechsel umstellen, um den wachsenden Organismus mit Nährstoffen zu versorgen, aber auch um die anfallenden Schlackenstoffe wieder abtransportieren zu können.

In der Schwangerschaft nimmt das
➠ **BLUTVOLUMEN** auf etwa 7 Liter zu.

Durch die vermehrte Wassereinlagerung werden natürlich alle **BLUTSALZE VERDÜNNT** – auch das **EISEN**.

Um festzustellen. ob es sich tatsächlich um eine **ANÄMIE** handelt, müssen
- o   der **HÄMATOKRIT** *(der prozentuale Anteil der Zellen im Blut)* und
- ●   die **ANZAHL DER ERYTHROZYTEN** im Blut bestimmt werden.

o   Mit dem **HÄMATOKRIT** kann das Ausmaß des Verdünnungseffekts bestimmt werden *(Normwert Hämatokrit ca. 44 %)*.

●   Bei einer echten **EISENMANGELANÄMIE** ist der Erythrozyt klein *(das mittlere corpuskuläre Volumen MCV ist klein)* ebenso wie der mittlere corpuskuläre Hämoglobingehalt (MCH).

Das **MCV** kann man berechnen:
➠ Hämatokrit geteilt durch Anzahl der Erythrozyten pro Liter,

den **MCH** ...
➠ wenn man das Hämoglobin *(Hb)* durch die Erythrozytenzahl dividiert.

📖   **siehe Amtsarztfragen Hämatologie**

# HAUT & GESCHLECHTSORGANE

Noch mal für diejenigen, die jetzt ganz verwirrt sind:

**1** in der **SCHWANGERSCHAFT** sinkt der **EISENWERT** immer etwas ab – einfach durch den physiologischen **VERDÜNNUNGSEFFEKT**.

Um festzustellen, ob es sich dabei eventuell nicht doch um eine behandlungsbedürftige echte Anämie handelt, bestimmt man

**2**  ○  den **HÄMATOKRIT**,
**3**  ○  die **ANZAHL DER ERYTHROZYTEN** und
    ○  den **HB-WERT**.

Aus diesen Werten kann man berechnen,

☞ ob die Hämoglobingehalt des einzelnen Erythrozyten zu gering und/oder

☞ ob das Volumen des einzelnen Erythrozyten zu klein ausgefallen sind.

➡ In beiden Fällen würde es sich um eine echte behandlungsbedürftige **EISENMANGELANÄMIE** handeln.

In diesen Fällen muß **EISEN SUBSTITUIERT** werden, denn wachsende Zellen benötigen natürlich auch Mineralien *(Eisen)*, so daß es in der Schwangerschaft, vor allem im ersten Drittel, durchaus zu einem echten Eisenmangel kommen kann.

Die Überwachung der Eisen- und Anämiewerte sind **ROUTINEUNTERSUCHUNGEN** in der Schwangerschaft.

☞ Übrigens: weitere charakteristische Blutveränderungen in der Schwangerschaft sind

- eine **LEUKOZYTOSE** *(bis 15.000)* und
- eine Verminderung des Mangesiums *(z. T. relative Verminderung durch den Verdünnungseffekt)*.

Eine Anämie kann sich selbstverständlich in **MÜDIGKEIT** und zunehmender **LEISTUNGSEINBUSSE** bemerkbar machen.

# HAUT & GESCHLECHTSORGANE

Es gibt aber auch noch ernstere Komplikationen, die unbedingt in Erwägung gezogen werden sollten:

➤ die **EPH-GESTOSE** – die **SPÄTGESTOSE**.

📖 **siehe Frage 2.**

Diese Schwangerschaftskomplikation ist gekennzeichnet durch einen
- **H**ypertonus *(H)*,
- **P**roteinurie *(P)* und
- Ödeme *(Englisch=>* **E***dema)*.

Die **SPÄTGESTOSE** tritt im **LETZTEN DRITTEL DER SCHWANGERSCHAFT** auf; Hauptbeschwerden entsprechen denen des Hypertonus:

- Krankheitsgefühl,
- Schwindel,
- Kopfschmerzen,
- Tinnitus etc.

Wenn es im Rahmen der Gestose zu einem **HIRNÖDEM** kommt, resultieren epileptische Anfälle

➤ die **EKLAMPSIE**.

Es besteht akute Lebensgefahr für Mutter und Kind.

Zu den oben erwähnten Blutuntersuchungen gehören also zur Routineüberwachung der Schwangerschaft eine

**URINUNTERSUCHUNG** *(Proteinurie?)* und die

**BLUTDRUCKMESSUNG** *(Hypertonus?)* .

# HAUT & GESCHLECHTSORGANE

Und dann gibt es noch eine weitere, nicht mal so seltene Komplikation:
- den **GESTATIONSDIABETES**.

Der Schwangerschaftsdiabetes kann nach der Schwangerschaft wieder verschwinden.

Das Hauptkennzeichen sind
- **HARNWEGSINFEKTE**, die sich auch mal zu einer
- **PYELONEPHRITIS** ausweiten können!

Wie bei jedem Diabetes ist die **LEISTUNGSFÄHIGKEIT** des Patienten/der Patientin **VERMINDERT**.

Dummerweise neigen Patientinnen mit einer diabetischen Stoffwechsellage vermehrt zur Ausbildung einer EPH-Gestose.

Deshalb: Routineuntersuchung bei Schwangeren: der **ZUCKER**.

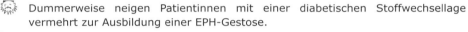

5   Die Behandlung Schwangerer ist nicht nur den Ärzten vorbehalten;

§§  der Heilpraktiker hält sich nur bei der eigentlichen Geburt raus: **HEBAMMENGESETZ**.

Die Geburt ist definiert als Zeitpunkt vom Einsetzen der Wehen bis das Kind wirklich das Licht der Welt erblickt.

Wenn Sie sich sicher fühlen, können Sie durchaus Schwangere betreuen.

An Vitamine und an Folsäure denken!

# HAUT & GESCHLECHTSORGANE

## ATLAS DER REFLEXZONENDIAGNOSE

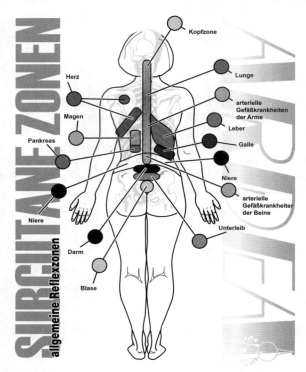

Eine Seite unseres Atlas der Reflexzonendiagnose, die Ihnen zeigt, wie mannigfaltig sich organische Probleme darstellen können, und wieviel dem geschulten Therapeuten schon ein einziger Blick - auf den Rücken zum Beispiel - verraten kann.

Hier haben wir es auf der Abbildung mit den **subkutanen Zonen**, dem **Bindegewebe** zu tun. In diesem Bereich sind besonders **punkt- bis flächenmäßige veränderte Areale** die Indikatoren für organische Befindlichkeitsstörungen.

Der Vorteil für den Therapeuten liegt aber nicht alleine in der Diagnose, sondern vielmehr darin, daß sich die Organe über die Reflexzonen **behandeln** lassen.

Der Atlas ist die konsequente Zusammenführung der Arbeiten von Head, MacKenzie, Kibler und weiteren Ärzten und Wissenschaftlern mit den Erkenntnissen und Beobachtungen von Frau Dr. Rommelfanger, deren Grundlage in unserem ersten Band der „**Schriften zur Neuraltherapie**" nachzulesen sind.

Wie es sich für wichtige **Erstausgaben** gehört, hat der Verlag dem Atlas eine besonders edle Verarbeitung gegönnt, die sich nur auf diese Erstauflage beschränkt - und das beim gleichen Preis, wie die späteren Auflagen! Sie sollten also zugreifen, solange es noch den Band gibt.

# HAUT & GESCHLECHTSORGANE

**39  Aussagenkombination**

**Welche der folgenden Aussagen zur Untersuchung von Kindern trifft *(treffen)* zu?**

1   Bei Kleinkindern ist eine Anamnese in der Regel als Fremdanamnese zu erheben.
2   Bei der Messung des Blutdrucks mit einer Erwachsenenmanschette ist mit zu hohen Werten zu rechnen.
3   Der Herzspitzenstoß ist bei Kleinkindern normalerweise gut tastbar.
4   Der Babinski-Reflex ist im Alter von 5 Jahren normalerweise auslösbar.
5   Die Herzfrequenz des Neugeborenen beträgt ca. 120 Schläge pro Minute.

A   Nur die Aussagen 1, 2, 3 und 4 sind richtig
B   Nur die Aussagen 3, 4 und 5 sind richtig
C   Nur die Aussagen 1, 3 und 5 sind richtig
D   Nur die Aussagen 1, 4 und 5 sind richtig
E   Alle Aussagen sind richtig

# HAUT & GESCHLECHTSORGANE

**☒ Antwort: Lösung C.**

**1** Logischerweise ist eine Anamnese bei einem dreijährigen Kind eine **FREMDANAMNESE**.
Sie fragen die **MUTTER** *(oder wer immer sonst dabei ist)* über die Krankheitssymptome des Kindes aus.

☞ *Für diejenigen, die's immer genau wissen wollen:*
➠ das Kleinkindesalter geht vom 1. bis zum 6. Lebensjahr.

*Beschreiben Sie mir mal, wie oft Sie die Erwachsenenblutdruckmanschette um den kleinen Arm wickeln wollen...*
**2** Folgende Meßfehler sind bei Verwendung der falschen Manschette zu erwarten:

| zu **BREITEN BLUTDRUCKMANSCHETTE** | falsch **NIEDRIGE WERTE** |
|---|---|
| zu **DÜNNE (SCHMALEN) MANSCHETTE** | falsch **HOHE WERTE** |

📖 **siehe Amtsarztfragen Herz/Kreislauf Vorklinik.**

*Weil wir gerade dabei sind: wie hoch war noch mal der Blutdruck eines Neugeborenen?*
☞ Genau, circa 80/50.

**3** Das **HERZ** bei Neugeborenen ist im Verhältnis sehr groß und liegt quer; erst im Schulalter nähern sich Achse und Lage der des Erwachsenen an.

Der **HERZSPITZENSTOSS** ist gut **TASTBAR**, allerdings je nach Alter des Kindes nicht im 5. ICR *(Interkostalraum)* sondern im 3. oder 4. ICR.

**GERÄUSCHE** kommen häufig vor; auch bei gesunden Kindern ist der 2. Herzton häufig gespalten.

☞ Ehrlich gesagt: Herzgeräusche beim Säugling lassen sich aufgrund der schnellen Herzfrequenz nur ganz schwer beurteilen; bei älteren Kindern treten jede Menge akzidenteller Geräusche auf, die deutlich je nach Körperlage und/oder Atemphase variieren.

**5** Apropos: wie hoch ist die normale **HERZFREQUENZ DES NEUGEBORENEN**?
*Wir wußten's ja –*
➠ 120/Min im Durchschnitt.

# HAUT & GESCHLECHTSORGANE

☞ Allerdings gibt's bei Kindern auch diesbezüglich eine Besonderheit:

gerade bei den ganz Kleinen kann die **HERZFREQUENZ** auch ohne großartige Beeinflußung von außen stark **SCHWANKEN**:

➭ zwischen 80 und 160 /Minute ist alles noch normal.

Mit zunehmender Reife sinkt die Herzfrequenz:
- Kleinkinder haben um Durchschnitt 100 /min,
- Schulkinder bereits 80/Min.

Der **BLUTDRUCK** steigt von
- 80/50 beim Neugeborenen
- 100/70 beim Einjährigen
- ungefähr 100/60 bei der Einschulung
- konstant auf 120/80 nach der Pubertät.

**4** Der **BABINSKI-REFLEX** ist einer von den Reflexen, die bei einer Schädigung *(Erwachsener)* oder Unreife (Kind) der Pyramidenbahn auslösbar sind.

Beim Bestreichen des lateralen Fußrandes kommt es zu einer

➭ tonischen **ANHEBUNG** der großen Zehen und zu einer
➭ **ABSPREIZUNG** der restlichen Zehen.

Mit zunehmender Reifung der Pyramidenbahn verschwindet der Reflex; die Beine und Füße stehen immer mehr unter der willkürlichen Kontrolle.

☞ Ergo: wenn das Kind laufen kann, muß der Reflex verschwunden sein – *und das ist noch mal wann...*

*genau* – im **2.LEBENSJAHR** kann das Kind schon recht gut und sicher laufen.

**... UND LERNEN MACHT SPASS**

# HAUT & GESCHLECHTSORGANE

# ATLAS DER REFLEXZONENDIAGNOSE

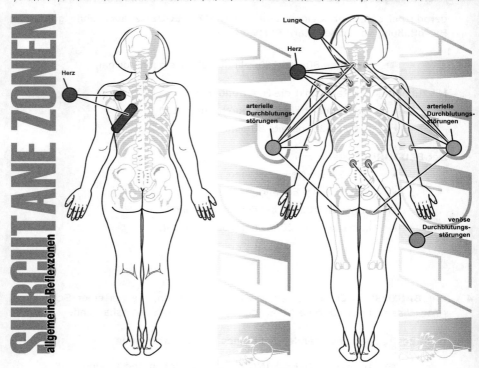

Hier wären zwei Seiten aus unserem **Atlas der Reflexzonendiagnose**, zum Thema **Herz/Kreislauf**. Alleine die beiden dorsalen Ansichten machen deutlich, wo sich überall Organstörungen zeigen und abbilden können. Das beste für unsere Naturheilkundler ist dabei aber die Tatsache, daß man über die Reflexzonen auch **behandeln** kann!

Natürlich finden sich wesentlich mehr mögliche Reflexzonen zum Thema - hier fehlen alleine zu den Bindegewebszonen (links) und zu den MacKenzie-Feldern (rechts) die jeweiligen **Frontalzonen**.

In der linken Abbildung sehen Sie das sogenannte **Herzband** - Nomen est Omen - es fehlt nahezu in keinem Fall einer Herzerkrankung. Nachdem es eine Bindegewebszone ist, erwarten wir hier **Aufquellungen** oder **Einziehungen** (je nach Länge der Erkrankung). Die Haut wird sich hier schwer und oft nur schmerzhaft auf der Unterlage verschieben lassen. (Der Gefäß/Lungenbereich fehlt hier, da er nur farbig unterscheidbar ist).

In der rechten Abbildung erwarten wir **Muskelreflexpunkte** - auf Druck oder Belastung schmerzhafte Verhärtungen in der Muskulatur.

Weitere Möglichkeiten: Haut-/Kopf-/Knochen-/Zahn-/Zahnfleisch-/Hand-/Fuß-zonen

# HAUT & GESCHLECHTSORGANE

**40 Aussagenkombination**

**Welche der folgenden Aussagen zum Brustkrebs trifft (treffen) zu?**

1 Eine Einziehung der Mamille sowie eine Apfelsinenhaut sind typische Symptome.
2 Brustkrebs ist häufig im oberen äußeren Quadranten lokalisiert.
3 Brustkrebs kommt ausschließlich bei Frauen vor.
4 Brustkrebs kommt häufig zwischen dem 50. und 70. Lebensjahr vor.
5 Ernährungsfaktoren können eine Rolle spielen.

A Nur die Aussagen 1, 2, 4 und 5 sind richtig
B Nur die Aussagen 2, 3 und 5 sind richtig
C Nur die Aussagen 1, 2 und 4 sind richtig
D Nur die Aussagen 3, 4 und 5 sind richtig
E Alle Aussagen sind richtig

# HAUT & GESCHLECHTSORGANE

[x] **Antwort: Lösung A.**

**BRUSTKREBS** ist relativ häufig; die Erkrankungsrate soll 5 % betragen!

3   In den meisten Fällen sind **FRAUEN** betroffen;

⮞ 1 % der Brustkrebsfälle entfällt jedoch auch auf **MÄNNER**.

Embryonal ist auch bei Männern das Drüsengewebe angelegt – *nur die Ausführung ist halt nicht so schön wie bei Frauen* und damit kann auch mal was schief gehen....

5   Nach statistischen Untersuchungen kommt in Ländern **MIT HOHEM FETTKONSUM** Brustkrebs häufiger vor; hormonelle Faktoren spielen aber sicher auch eine Rolle. Brustkrebs bekommen öfter Frauen, die keine oder nur **WENIGE KINDER** haben und/oder die **NICHT GESTILLT** haben.

4   Der **BRUSTKREBS** ist ein Karzinom der **ÄLTEREN FRAU**: 75 % der Fälle treten nach dem 40. Lebensjahr auf. Und da wir gerade bei der Statistik sind:

2   48 % der Tumoren tauchen im **OBEREN ÄUSSEREN QUADRANTEN DER BRUST** auf.

Charakteristische Symptome sind harte, schlecht abgrenzbare **KNOTEN** im Brustgewebe, die mit weiterem Wachstum immer schlechter verschieblich werden. Die Knoten sind *(noch)* nicht schmerzhaft und werden im vielen Fällen **VON DEN PATIENTINNEN SELBST BEMERKT**.

*Selbst ist die Frau – ab und zu mal die eigene Brust untersuchen!*

Wenn der Tumor weiter wächst kommt es zu einer

⮞ **BLUTIGEN SEKRETION** aus der Mamille und
⮞ relativ häufig zu einem **ÖDEM DER HAUT** der betroffenen Brust.

1   Diese Hautödem sieht **APFELSINENHAUT**- *(orangenhaut-)* ähnlich aus.

# HAUT & GESCHLECHTSORGANE

Schließlich wächst das Karzinom in die Fascie des M. pectoralis ein und die Brustdrüse als Ganzes wird **UNVERSCHIEBLICH**.

Jedes schnell wachsende Gewebe *(Krebstumoren)* erreicht irgendwann ein Stadium, in dem die inneren Bezirke des Tumors nicht mehr genügend versorgt werden und **NEKROTISIEREN**.

Bei einem Karzinom auf der Haut wird der nekrotische Bereich abgestoßen und es kommt zu dem

⇒ **NICHT ABHEILENDEN ULCUS**.

Im Inneren des Körpers fällt der nekrotische Bezirk einfach in sich zusammen und zieht das umgebende Gewebe nach innen:

⇒ es entsteht der **KREBSNABEL**.

Beim Mammakarzinom sieht man eine **DELLE** dort, wo der **TUMOR** sitzt. Der Grund dieser Delle fühlt sich hart an – Tumormassen.

**1** Dieser Krebsnabel kann auch die **BRUSTWARZE** einziehen, bzw. nach oben z. B. verrutschen lassen.
Insgesamt wirkt eine krebsveränderte Brust einfach **UNSYMMETRISCH** und **EINSEITIG**.

Die Metastasierung beim Mammakarzinom erfolgt **LYMPHOGEN** und relativ rasch. Wenn der Primärtumor über 1 cm groß ist, hat er in 50 % der Fälle schon in die Lymphknoten gestreut.
Deshalb werden bei verdächtigen Befunden immer die **AXILLÄREN LYMPHKNOTEN** abgetastet und bei einer Operation lieber mal einer zuviel als einer zuwenig entfernt.

Als Frühuntersuchung hat sich die **MAMMOGRAPHIE** bewährt – sie ist das treffsicherste Verfahren, das momentan zur Verfügung steht. Bei Routineuntersuchungen hatten bis zu 1 % der beschwerdefreien Frauen einen bösartigen Tumor.

**... UND LERNEN MACHT SPASS**

# HAUT & GESCHLECHTSORGANE

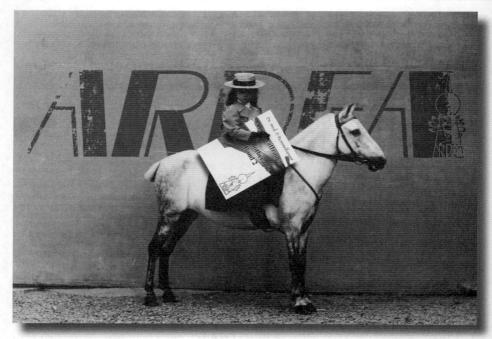

*Ich lerne mit ARDEA, weil auch kleine Leute große Ziele haben können!*

## OHNE ARDEA FEHLT DIR WAS!

Prüfungsvorbereitung für die amtsärztliche Überprüfung zur Ausübung der Heilkunde von und mit Frau Dr. Rommelfanger.

**Ob als Buch oder Spicker, ob live im eigenen Ausbildungszentrum immer erste Wahl!**

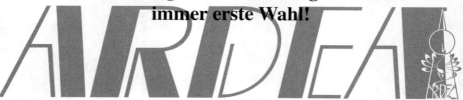

WWW.ARDEA.DE

## 41 Einfachauswahl

**Welche Aussage trifft zu?**

Für das Basaliom der Haut trifft am ehesten zu:

- **A** Es tritt auch auf Schleimhäuten auf.
- **B** Hand- und Fußflächen sind häufig betroffen.
- **C** UV-Licht kommt als Ursache in Frage.
- **D** Es metastasiert rasch.
- **E** Die Inzidenz der Erkrankung sinkt ab.

# HAUT & GESCHLECHTSORGANE

**☒ Antwort: Lösung C.**

*Na, diesmal war alles klar – oder?*

☼ Das Basaliom ist ein sog. semimaligner Tumor, d. h. er wächst zwar lokal destruierend wie jedes andere Karzinom auch,

**D** er setzt aber nie Metastasen.

Das Basaliom kommt nur auf der Haut vor ...

**A** ☞ nie auf Schleimhäuten und

**B** ☞ auch nicht auf Hand- oder Fußflächen.

**E** Leider ist die Inzidenz steigend – *ach so, Sie wußten nicht, was „Inzidenz" ist?* Inzidenz ist die Anzahl der Neuerkrankungen innerhalb eines bestimmten Zeitraums in der Bevölkerung.

📖 **siehe Amtsarztfragen Mikrobiologie.**

# HAUT & GESCHLECHTSORGANE

**C** Der Tumor bildet sich an besonders gerne an Stellen, die dem **LICHT** ausgesetzt sind:

- Haaransatz,
- Stirn und
- um die Augen.

Ganz klassisch ist die Lokalisation am **MEDIALEN AUGENWINKEL**.

Eine besondere Form ist das

> **RUMPFHAUTBASALIOM**: der Tumor ist
> - rötlich,
> - schuppt leicht und
> - breitet sich langsam immer weiter aus.

Das „normale" Basaliom ist ein

> festes, **WACHSARTIGES KNÖTCHEN**,
> das **TELEANGIEKTASIEN** aufweist.

In manchem Fällen wächst das Knötchen mehr nach innen und man sieht auf der Haut nicht den klassischen Tumor sondern nur eine helle Stelle mit verhärtetem Gewebe und den typischen Gefäßzeichnungen drauf.
Irgendwann kommt es zu einer **NEKROSE** in der Mitte;

> man sieht jetzt eine **NICHT ABHEILENDE OFFENE STELLE**.

Alle nicht heilenden Wunden sind verdächtig- auch wenn Ihnen der Patient noch so eindringlich versichert, daß es genau die Stelle ist, wo er sich vor 4 Wochen beim Rasieren geschnitten hatte ... *vor allem, wenn es eine Patientin ist*☺

Die Therapie besteht in einer **OPERATION**; da diese Tumoren manchmal die Eigenschaft haben, sich unter der Haut weit vorzuwühlen, ist eine baldige Vorstellung beim **HAUTARZT** sicher sinnvoll!

**... UND LERNEN MACHT SPASS**

## HAUT & GESCHLECHTSORGANE

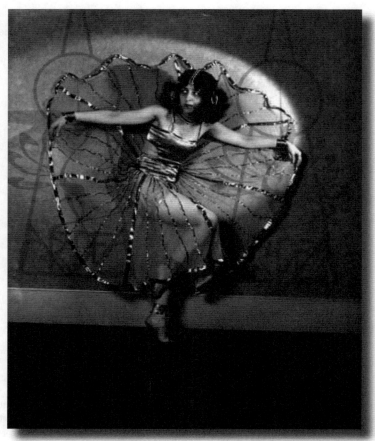

Unsere Werbeabteilung bei der Arbeit ...

Prüfungsvorbereitung für die amtsärztliche Überprüfung zur Ausübung der Heilkunde von und mit Frau Dr. Rommelfanger.
**Ob als Buch oder Spicker,
ob live im eigenen Ausbildungszentrum
immer erste Wahl!**

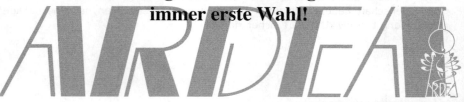

# HAUT & GESCHLECHTSORGANE

**42** **Einfachauswahl**

**Welche Aussage trifft zu?**

**A** Die durchschnittliche Dauer einer Schwangerschaft beträgt 40 Monate.

**B** Die Gewichtszunahme in der Mutter sollte mindestens 18 kg betragen.

**C** Das durchschnittliche Geburtsgewicht eines gesunden Mädchens beträgt ca. 3500 Gramm.

**D** Wadenkrämpfe in der Schwangerschaft sind in aller Regel durch Mangel- und Fehlernährung bedingt.

**E** Übelkeit und Erbrechen in der Schwangerschaft tritt vor allem im 3. Trimenon auf.

# HAUT & GESCHLECHTSORGANE

**☒ Antwort: Lösung C.**

*An sich doch ganz leicht.*

**A** Eine **SCHWANGERSCHAFT** dauert 40 **WOCHEN** – natürlich nicht Monate! *Das schaffen nicht einmal Elefanten – die bringen's gerade mal auf 24 Monate.*
☞ *Fragen immer genau lesen!*

**C** Ein **REIFES NEUGEBORENES** ist zwischen 48 bis 54 cm lang und wiegt zwischen 2800 bis 4100 g.
Auch die Stimme ist im Normalfall schon kräftig ausgebildet....

Die Anpassungen des mütterlichen Organismus tragen in erster Linie der **STOFFWECHSELBELASTUNG** Rechnung:

- das **BLUTVOLUMEN** erhöht sich auf 7 Liter,
- dadurch ergibt sich ein **VERDÜNNUNGSEFFEKT**, der alle Blutbestandteile betrifft.

**D** Deshalb haben die meistens Frauen im letzten Drittel der Schwangerschaft Wadenkrämpfe:

- der **MAGNESIUMSPIEGEL** ist abgesunken.

Es kann auch

- eine **EISENMANGELANÄMIE** auftreten.
- Außerdem sind die **LEUKOZYTEN** erhöht,
- sowie die **GERINNUNGSFÄHIGKEIT** des Blutes.

Der ganze Stoffwechsel der werdenden Mutter läuft auch Hochtouren; das erklärt das **DIABETESRISIKO** in der Schwangerschaft.

**B** Die **GEWICHTSZUNAHME** in der Schwangerschaft beträgt normalerweise zwischen 10 und 12 kg; wobei man 15 kg als die Obergrenze ansieht.

- 18 kg sind schon zuviel.

# HAUT & GESCHLECHTSORGANE

An Komplikationen unterscheidet man

- die **FRÜHGESTOSE** und
- die **SPÄTGESTOSE**.

**E** • Die **FRÜHGESTOSE** beschreibt das **SCHWANGERSCHAFTSERBRECHEN**;
➨ die **MORGENDLICHE ÜBELKEIT**.

Diese Symptome kommen in der 6. bis 8. Schwangerschaftswoche hervor und verschwinden meistens wieder nach dem 12. bis 14. Monat der Schwangerschaft. Als Ursache vermutet man die Konfrontation mit dem Fremdprotein des Kindes und die Stoffwechselumstellung.

Allerdings kann das Ganze solche Ausmaße annehmen, daß die Nahrungs- und Flüssigkeitsaufnahme unmöglich ist und dann eine **STATIONÄRE EINWEISUNG** nötig ist.

- Die **SPÄTGESTOSE**, **EPH**-**GESTOSE** stellt eine Nierenfunktionsstörung dar:
  - Hypertonie,
  - Ödeme und
  - Proteinurie.

Eine Komplikation dieser EPH-Gestose ist die **EKLAMPSIE**, bei der es zu **ÖDEMEN** innerhalb des Gehirns kommt. Die Eklampsie macht sich mit einem
- epileptischen Anfall,
- Bewußtlosigkeit und
- Koma bemerkbar.

- Und die letzte große Komplikation einer Schwangerschaft wissen Sie sicher auch noch:
➨ den **GESTATIONSDIABETES**.

Dieser Diabetes kann *(kann)* nach sich der Entbindung wieder normalisieren.

**... UND LERNEN MACHT SPASS**

# HAUT & GESCHLECHTSORGANE

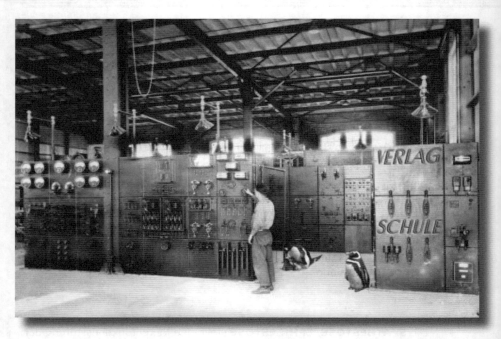

Auch unsere EDV-Anlage ist auf dem neuesten Stand und wird von hochqualifiziertem Personal gewartet ...

## OHNE ARDEA FEHLT DIR WAS!

Prüfungsvorbereitung für die amtsärztliche Überprüfung zur Ausübung der Heilkunde von und mit Frau Dr. Rommelfanger.

**Ob als Buch oder Spicker,
ob live im eigenen Ausbildungszentrum
immer erste Wahl!**

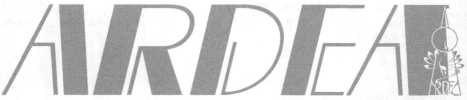

WWW.ARDEA.DE

# HAUT & GESCHLECHTSORGANE

### 43 Aussagenkombination

**Welche der folgenden Aussagen trifft *(treffen)* zu?**

Was entspricht den Erwartungen an den normalen Zeitpunkt für den Erwerb von motorischen Fähigkeiten in der Entwicklung gesunder Säuglinge?

1. Stehen mit Unterstützung im 8. bis 12. Monat.
2. Freies Sitzen im 3. bis 4. Monat.
3. Ergreifen von vorgehaltenen Gegenständen im 4. bis 6. Monat.
4. Kopfheben in Bauchlage im 4. Monat.
5. Selbstständiges Drehen aus der Rücken- in die Bauchlage im 5. bis 8. Monat.

A   Nur die Aussagen 1, 3 und 5 sind richtig
B   Nur die Aussagen 3, 4 und 5 sind richtig
C   Nur die Aussagen 1, 3 und 4 sind richtig
D   Nur die Aussagen 2 und 4 sind richtig
E   Alle Aussagen sind richtig

# HAUT & GESCHLECHTSORGANE

### ☒ Antwort: Lösung B.

*Was gut ist, kommt wieder, was besser ist, kommt öfter ...*

Im **12. LEBENSMONAT** sollte ein Kind – sofern es sich lehrbuchmäßig entwickelt

- sicher **STEHEN** mit Unterstützung und
- ev. schon **EINZELNE SCHRITTE** mit Unterstützung gehen können,
- sein **GEBURTSGEWICHT VERDREIFACHT** haben *(ca. 10 kg wiegen)*
- **EINWORTSÄTZE** sprechen.

*Noch alles gewußt?*

**1** Im **8. MONAT** kann ein Kind - auch mit noch so viel Unterstützung - noch nicht stehen.

**3** Ungefähr ab dem **DRITTEN MONAT** können Gegenstände **FIXIERT** und **GEGRIFFEN** werden; d. h. die Augenmuskeln und die Muskeln der oberen Extremität sind langsam der Willkürsteuerung zugänglich.

**4** Da die Reifung der Pyramidenbahn in etwa von kranial nach kaudal abläuft, sind die Nackenmuskeln zu diesem Zeitpunkt auch schon willkürlich steuerbar; d. h. der **KOPF** kann *(in Bauchlage)* **ANGEHOBEN** werden.

Die gesamte Rückenmuskulatur ist aber noch nicht so weit:
**2** das **FREIE SITZEN** dauert noch etwas – ungefähr bis **ZUM 6. MONAT**.

**5** Das **UMDREHEN AUS DER RÜCKENLAGE** erfordert eine willkürliche Organisation der Rücken- und Bauchmuskulatur. Das Drehen kommt daher etwas vor dem freien Sitzen – kurz vor dem **6. MONAT**.

# HAUT & GESCHLECHTSORGANE

Fassen wir die normale motorische Entwicklung noch mal zusammen:

- das **NEUGEBORENE** kann den **KOPF** in Bauchlage zur Seite drehen
- **3. MONAT**: **FIXIEREN** von Gegenständen und **GREIFEN** mit der Hand. Der Kopf wird in Bauchlage angehoben.
- **6. MONAT**: **DREHUNG** von der Rücken- in die Bauchlage, sichere **KOPFKONTROLLE** *(Kopf wird auch aus der Rückenlage angehoben)*, unsicheres Sitzen mit rundem Rücken; greift auch schon nach entfernteren Gegenständen.
- **9. MONAT**: ganz stabiles **FREIES SITZEN**, **HOCHZIEHEN** zum Aufstehen; steht ev. schon mit Unterstützung, **KRABBELT**
- **12. MONAT**: **STEHT** sicher mit Unterstützung *(oder vielleicht auch schon frei; wenn auch etwas breitbeinig)*, macht einzelne Schritte mit Festhalten, krabbelt mit außerordentlicher Geschwindigkeit, greift gezielt nach Spielzeug
- 15. Monat: das Kind steht sicher; viele Kinder können jetzt schon **FREI LAUFEN**.

 *Alles klar?*

## 3.2.A.A HERZ
**KOPFREFLEXZONEN**

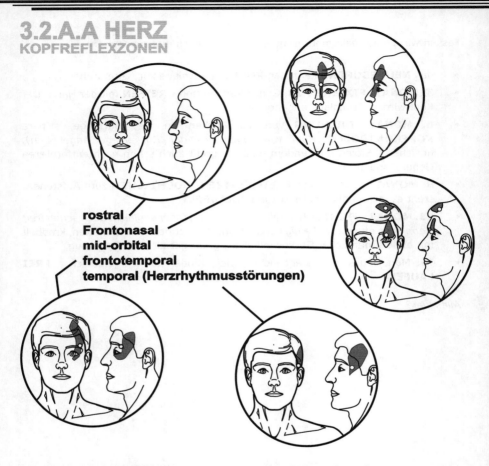

rostral
Frontonasal
mid-orbital
frontotemporal
temporal (Herzrhythmusstörungen)

Die Beteiligung **Headscher Kopfzonen** bei **Herzerkrankungen**.

Was wir hier als Zeichen verwerten können, sind natürlich an erster Stelle

- **Kopfschmerzen**, Zeichen von
- **Hautsensibilitätsstörungen**,

aber selbstverständlich auch alle Zeichen von Anomalien wie

- **Warzen**,
- **abnormer Haarwuchs**,
- **Muttermale** etc.

Haben wir schon erwähnt, daß **Narben** in Reflexzonen die korrespondierenden Organe beeinflußen - und zwar meist negativ?

# HAUT & GESCHLECHTSORGANE

**44    Einfachauswahl**

**Welche Aussage trifft zu?**

Eine 39jährige Erstgebärende im 7. Schwangerschaftsmonat klagt über häufigen starken Schwindel und Übelkeit. Der Blutdruck beträgt 100/85, Puls 100.
**Was tun Sie? Welche Lagerung ist zu bevorzugen?**

**A**   Oberkörper tief und Beine hoch lagern
**B**   Oberkörper hoch und Beine tief lagern
**C**   stabile Seitenlage
**D**   Lagerung auf der Seite
**E**   Sie empfehlen der Patientin, mehr Sport zu treiben.

# HAUT & GESCHLECHTSORGANE

## ☒ Antwort: Lösung D.

Nun ja, unsere Patientin hat wenigstens keinen zu hohen **BLUTDRUCK**;

⇒ es scheint sich also nicht um eine EPH-Gestose zu handeln.

☞ Allerdings; nachdem der Puls gleich dem oberen Blutdruckwert ist, handelt es sich schon um eine Schocksymptomatik...
📖 **siehe Amtsarztfragen Notfallmedizin.**
Dabei ist eine Hypotonie in der Schwangerschaft gar nicht mal so selten.

**E** Bei **NICHTSCHWANGEREN** ist in unkomplizierten Fällen, die Empfehlung **SPORT** zu machen und viel zu **TRINKEN** ausreichend;
⇒ allerdings sind die Blutdruckwerte normalerweise 90/60 mit einem Puls von 60 meilenweit von dem Schockwert entfernt.

☞ Erschwerend kommt hinzu, daß bei zu niedrigem **BLUTDRUCK** in der Schwangerschaft das Kind Schäden davontragen kann, da es zu einer **DURCHBLUTUNGSSTÖRUNG DER PLAZENTA KOMMT**.

👤 Bei Schwangeren muß ab einem Wert unter 115/70 eine *(schulmedizinische)* Behandlung erfolgen. Schwimmen, Gymnastik, Bürstenmassagen reichen meistens nicht mehr aus.
☼ Eine Hypotonie in der Schwangerschaft kann übrigens auch durch starkes **ERBRECHEN** entstehen.


Zusätzlich zu der Hypotonie gibt es noch das

⇒ **VENA-CAVA-SYNDROM**

☼ Ab dem 6. Monat kann der schwere Uterus beim **LIEGEN** auf die **VENA CAVA INFERIOR** zu liegen kommen.

📝 Klinisch bedeutet das, daß die Patientinnen in Rückenlage plötzlich **BEKLEMMUNGEN** bekommen, die durchaus auch Richtung Schock gehen können. Durch das Abdrücken der großen unteren Hohlvene wird der venöse Rückfluß aus den unteren Körperpartien behindert und die Füllung und Auswurfleistung des Herzens vermindert.
Beim Aufrichten verschwinden diese Beklemmungen sofort.

**D** Eine andere Möglichkeit, diese Beschwerden augenblicklich zum Verschwinden zu bringen ist die **LAGERUNG AUF DIE LINKE SEITE**.

# HAUT & GESCHLECHTSORGANE

**A** Oberkörper tief und die Beine hoch lagern ist

→ die klassische **SCHOCKLAGERUNG**.

☞ Bei einem Vena-cava-Syndrom würden Sie jedoch mit so einer Art Gymnastik die Symptome noch verstärken, da der Uterus noch mehr auf die untere Hohlvene gedrückt wird.

**B** Die Lagerung mit erhöhtem Oberkörper und herabhängenden Beinen hat man

→ beim **LUNGENÖDEM** z. B.

Das Blut sammelt sich in den Beinen.

**C** Und in die

→ **STABILE SEITENLAGE**

☞ bringt man den/die Patienten/in wenn das **BEWUSSTSEIN GESTÖRT**, die spontane Atmung und Herzaktion aber noch intakt ist.

**... UND LERNEN MACHT SPASS**

## HAUT & GESCHLECHTSORGANE

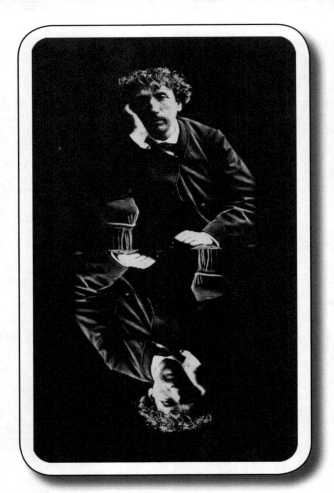

# OHNE ARDEA FEHLT DIR WAS!

Prüfungsvorbereitung für die amtsärztliche Überprüfung zur Ausübung der Heilkunde von und mit Frau Dr. Rommelfanger.
**Ob als Buch oder Spicker,
ob live im eigenen Ausbildungszentrum
immer erste Wahl!**

**WWW.ARDEA.DE**

## HAUT & GESCHLECHTSORGANE

### 45  Aussagenkombination

**Welche der folgenden Aussagen trifft *(treffen)* zu?**

Folgende Befunde in der Entwicklung wird man bei gesunden Kindern erwarten

| | |
|---|---|
| **1** | 6 Monate: kann mit Unterstützung sitzen |
| **2** | 9 Monate: zieht sich an Gegenständen zum Stehen hoch |
| **3** | 10 Monate: kann frei gehen |
| **4** | 12 Monate: spricht Dreiwortsätze |
| **5** | 36 Monate: ist hinsichtlich Stuhlgang und Wasserlassen über den Tag sauber. |

| | |
|---|---|
| **A** | Nur die Aussagen 1, 2 und 5 sind richtig |
| **B** | Nur die Aussagen 2, 3 und 5 sind richtig |
| **C** | Nur die Aussagen 1, 2 und 4 sind richtig |
| **D** | Nur die Aussagen 3 und 5 sind richtig |
| **E** | Alle Aussagen sind richtig |

# HAUT & GESCHLECHTSORGANE

☒ **Antwort: Lösung A.**

*Letztmalig: unsere Kleinen und die normgerechte Entwicklung.*

Die Willkürmotorik, d. h. die Pyramidenbahn reift so in etwa von kranial nach kaudal.

- Als erstes gehorchen die **AUGENMUSKELN** *(3. Monat)*,
- dann sind wir bei der **BAUCH- UND RÜCKENMUSKULATUR** ca. mit einem **HALBEN JAHR** und
- die **BEINCHEN** baumeln nicht mehr *(oder weniger)* beziehungslos herum ab dem **9. MONAT**.

☞ Ergo:

**1** für das **FREIE SITZEN** brauchen wir u. a. die Rückenmuskulatur – das hört sich mit **6 MONATEN** schon ganz gut an.

**2** Die **BEINE** fangen an Beine zu werden ab dem **9. MONAT**: das Sitzen ist stabil, das Kind übt jetzt **STEHEN**. Hochziehen an allen möglichen und unmöglichen Gegenständen bzw. Stehen mit Unterstützung klappt eventuell schon.

**3** Aber: 1 Monat *(4 Wochen)* zum Laufen lernen ist etwas kurz. Mit **12 MONATEN** kann unser Normkind relativ sicher **STEHEN** und macht auch schon einige Schritte mit Festhalten.

☞ *Und*: wie war das mit dem Gewicht im Alter von 12 Monaten? Genau: das Geburtsgewicht hat sich verdreifacht.

**4** ☞ Im Alter von 1 Jahr kann das Kind **EINWORTSÄTZE** sprechen,
☞ im Alter von 2 Jahren **ZWEIWORTSÄTZE** und
☞ im Alter von 3 Jahren **DREIWORTSÄTZE**.

*Läßt sich doch eigentlich ganz einfach merken - oder?*

Im Alter von 3 Jahren ist eine einfache **SPRACHE** vorhanden; Wortschatz ca. 1000 Wörter.

**5** Ab dem **2. LEBENSJAHR** können in zunehmendem Maß die **BLASEN- UND REKTUMSPHINCTEREN** kontrolliert werden; ab dem 4. Lebensjahr sollte zumindest tagsüber normalerweise das Kind **SAUBER** sein.

# HAUT & GESCHLECHTSORGANE

**46** Einfachauswahl

**Welche Aussage trifft zu?**

Basaliome ...

**A** sind typische Tumoren des Kindesalters
**B** heilen unter Kortisonmedikation rasch ab.
**C** metastasieren frühzeitig
**D** treten oft als Folge von mehrfachen Bagatellverletzungen an den Fußsohlen auf; z. B. beim häufigen Barfußgehen
**E** Keine der vorstehenden Aussagen trifft zu.

# HAUT & GESCHLECHTSORGANE

**[x] Antwort: Lösung E.**

Mit den **BASALIOMEN** kennen wir uns auch schon aus:

→ es handelt sich um sog. **SEMIMALIGNE TUMORE**.

Das bedeutet, daß der Tumor

c → **KEINE METASTASEN** setzt,

sich aber ansonsten wie ein normales Karzinom verhält:

→ d. h. er wächst **INFILTRIEREND**.

☞ Ein Basaliom bildet sich sehr gerne an **LICHTEXPONIERTEN STELLEN**:

- im Gesicht,
- am Haaransatz und –
- besonders typisch am **MEDIALEN AUGENWINKEL**.

☞ Eine Ausnahme ist das **RUMPFHAUTBASALIOM**

→ es wächst an Bauch, Rücken oder Schulter.

☞ Das Rumpfhautbasaliom ist ein rötlicher Fleck mit Schuppen, der langsam immer größer wird.

# HAUT & GESCHLECHTSORGANE

Das „normale" Basaliom ist im klassischen Fall
- ein kugeliger Tumor;
- weißlich mit **FESTER KONSISTENZ** und
- mit **TELEANGIEKTASIEN** drauf.

Im weiteren Verlauf kommt es zu der typischen **ULCERATION IN DER MITTE**, so daß man ein
- nicht abheilendes **ULCUS**
- mit einem **DERBEN RANDWALL** vor sich hat.

Eine andere Spielart des Basalioms ist der Tumor, der mehr nach innen wächst: man sieht hier eine weißliche Stelle *(derb mit* **TELEANGIEKTASIEN***)* und einem **ULCUS** auf der Haut. Dieser Tumor hat sich unter den Haut schon weit mehr ausgebreitet als man ihm von außen ansieht.

Basaliome kommen **NIE** auf den **SCHLEIMHÄUTEN** und auch

**D** **NIE** an **FUSSSOHLEN** und **HANDFLÄCHEN** vor.

Basaliome wachsen durch **LICHT**- und Strahlungsschäden; Bagatellverletzungen spielen keine Rolle.

**A** Im Kindesalter sind Basaliome extrem selten *(es gibt allerdings eine seltene Erbkrankheit, bei der frühzeitig viele Basaliome auftreten)*.

Die richtige Therapie ist natürlich die **OPERATION**;

Kortison hemmt die körpereigene Abwehr und das wäre bei einem Krebs recht risikoreich!

**... UND LERNEN MACHT SPASS**

# HAUT & GESCHLECHTSORGANE

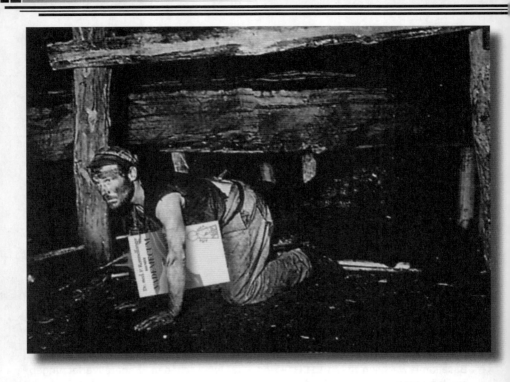

*Ich lerne mit ARDEA, weil ich am Prüfungstag nicht schwarz sehen will!*

## OHNE ARDEA FEHLT DIR WAS!

Prüfungsvorbereitung für die amtsärztliche Überprüfung zur Ausübung der Heilkunde von und mit Frau Dr. Rommelfanger.

**Ob als Buch oder Spicker, ob live im eigenen Ausbildungszentrum immer erste Wahl!**

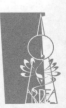

**COPYRIGHT ARDEA-VERLAG**

# HAUT & GESCHLECHTSORGANE

**47** Aussagenkombination

**Welche der folgenden Aussagen zum malignen Melanom trifft *(treffen)* zu?**

Maligne Melanome entstehen oft auf dem Boden eines Naevuszell-Naevus.

**Welche der folgenden Kriterien würden sie als Malignitätszeichen interpretieren?**

1. Auf dem Naevus wachsen Haare.
2. Höckerige Oberfläche des Naevus.
3. Ungleichmäßige Färbung bei einem Naevus über 1 cm Durchmesser.
4. subjektiver Juckreiz und Druckgefühl
5. Maligne Melanome treten bei Patienten, die Sommersprossen haben, öfter auf.

**A** Nur die Aussagen 1 und 2 sind richtig
**B** Nur die Aussagen 2, 3 und 4 sind richtig
**C** Nur die Aussagen 1, 3 und 4 sind richtig
**D** Nur die Aussagen 3, 4 und 5 sind richtig
**E** Alle Aussagen sind richtig

# HAUT & GESCHLECHTSORGANE

☒ **Antwort: Lösung B.**

Das **MALIGNE MELANOM** ist der bösartigste Tumor an Haut und Schleimhäuten.

In den letzten Jahren hat die **HÄUFIGKEIT** von malignen Melanomen drastisch **ZUGENOMMEN**; auch dieser Tumor wird durch vermehrte Strahlungs- *(Sonnen-)* Exposition **HÄUFIGER**.

In Ländern mit einer hohen UV-Strahlungsrate *(Australien z. B.)* ist der Tumor bis 120-mal häufiger als in Mitteleuropa.

Bei Kinder treten Melanome eher selten auf; **JUGENDLICHE ERWACHSENE** und **ÄLTERE** liegen in der Statistik vorne.

♂ • Bei **MÄNNERN** finden sich die Melanome häufiger am Stamm,
♀ • bei **FRAUEN** häufiger an den Extremitäten.

- Etwa die Hälfte der Melanome entwickelt sich aus einem **MUTTERMAL**,
  ⇒ aus einem **NAEVUSZELL-NAEVUS**.

- Ein knappes Drittel aus einer
  ⇒ **PRÄKANZEROSE** *(Lentigo maligna = M. Dubreuilh)*

- und der Rest entsteht auf völlig normaler unveränderter Haut.

5  **SOMMERSPROSSEN** stellen keinen Risikofaktor dar; sie sind angeboren und verschwinden in alle Regel mit zunehmendem Alter.

☞ Um dem Ruf des Bösartigkeit auch wirklich gerecht zu werden, gibt es auch sog.

⇒ **AMELANOTISCHE MELANOME**, d. h. unpigmentierte Tumore.

Hier ist die Diagnose besonders schwierig, da solche Tumore gern an der **FUSSFLÄCHE** sitzen.
Diese Tumore können wie normale Warzen aussehen; sie werden zurückgeführt auf möglicherweise tumorauslösende **MIKROTRAUMATA** durch **BARFUSSLAUFEN**.

# HAUT & GESCHLECHTSORGANE

☞ Wer viele Muttermale oder Alterswarzen hat, tut gut daran, sich beim **HAUTARZT** ab und zu durchchecken zu lassen!

Je normaler ein Muttermal aussieht, desto geringer ist die Wahrscheinlichkeit der Entartung.

**NORMALITÄTSKRITERIEN** sind:

- **NORMALE HAUTFELDERUNG** *(normale Hautstruktur unterm Mikroskop)* oder auch
- Wachstum von **HAAREN** auf dem Naevus.

Haarwachstum setzt einen normalen Stoffwechsel und ein normales Hautgewebe voraus;

➡ Melanome haben keine Haare oben drauf.

Ein Melanom kann aber durch mechanische oder chemische **REIZUNGEN** entstehen: z. B.

- Haare ständig aus dem Muttermal ausrupfen,
- chemisch Enthaaren etc.
- Auch Reizungen durch Kleidungsstücke *(Gürtel, BH-Träger etc.)*

können aus einem harmlosen Naevus ein Melanom werden lassen.

Kriterien für eine **ENTARTUNG** ist die **ABCD-REGEL**:

**A** **ASYMMETRIE**: das Muttermal verbreitert sich asymmetrisch
**B** **BOGIGE BEGRENZUNG** =unregelmäßige, polyzyklische Begrenzung
**C** veränderte **FARBE** *(Colour)* ev. Pigmentzunahme bei einem bekannten Naevus
**D** **DURCHMESSER** über 6 mm.

Prinzipiell kann man sagen:

- daß eine **VERLETZLICHE OBERFLÄCHE** ein Malignitätskriterium darstellt. Möglicherweise ist der Tumor auch von einer Kruste überzogen.

- Wenn **KEINE FOLLIKEL** in einer Neubildung sind, ist die normale Architektur gestört.

- Ein **RANDERYTHEM** *(roter entzündlicher Rand)* weist auf die Tätigkeit des Abwehrsystems in diesem Bereich hin.

## HAUT & GESCHLECHTSORGANE

**2** Ein glattes, gespanntes oder höckeriges **OBERFLÄCHENRELIEF** weist auf ein **WACHSTUM** hin.

> Im Fall eines prallen, glatten Tumors ist das Wachstum gleichmäßig,
> im Fall einer höckerigen Oberfläche ist das Wachstum unregelmäßig.

**3** Jede Form einer **UNREGELMÄSSIGEN PIGMENTIERUNG** ist verdächtig.

**4** Manchmal empfinden die Patienten eine „**UNRUHE**" im Tumor: Druckgefühl, Juckreiz; der Naevus „stört" einfach irgendwie.

Die Therapie besteht in der frühzeitigen **OPERATION**; wenn keine Metastasen da sind, beträgt die 8-Jahres-Überlebensrate zwischen 60 und 80 %, wenn bereits Metastasen da sind verschlechtert sich die Prognose drastisch.

Patienten mit heller, lichtempfindlicher Haut oder Blutsverwandte von Melanompatienten oder Patienten mit vielen dysplastischen Naevi lieber 20 mal zu viel beim Dermatologen kontrollieren lassen als 1 x zu wenig....

## HAUT & GESCHLECHTSORGANE

**48 Mehrfachauswahl**

Welche der folgenden Aussagen zur Neurodermitis trifft *(treffen)* zu?

Wählen Sie **drei** Antworten!

A   Heuschnupfen und Asthma bronchiale können ebenfalls auftreten.
B   Im Säuglingsalter ist der Befall der Streckseiten der Extremitäten typisch.
C   Häufig wird eine Reduktion der lateralen Augenbrauen angetroffen.
D   Die Handlinien sind oft sehr ausgeprägt sichtbar.
E   Die Erkrankung geht selten mit Juckreiz einher.

# HAUT & GESCHLECHTSORGANE

[x] **Antwort: Lösungen A, C, D.**

Die **NEURODERMITIS**, oder wie der Fachmann sagt, das **ATOPISCHE EKZEM** ist eine **ALLERGISCH** bedingte Erkrankung, die sich bereits im **SÄUGLINGSALTER** bemerkbar machen kann.
Die Neurodermitis im Säuglingsalter ist der **MILCHSCHORF**, der nach dem **3. LEBENSMONAT** auftritt. Bei diesen Patienten sind im Blut die **IgE ERHÖHT**.

A  Die meisten Neurodermitiker leiden auch noch unter weiteren allergischen Reaktionen: **HEUSCHNUPFEN** mit deutlicher Beteiligung der Nasenschleimhaut und der Konjunktiven bis hin zum allergischen **ASTHMA**.
☞ Typisch ist eine Besserung der Hautsymptomatik, wenn die Allergie anders zum Tragen kommt *(Heuschnupfen z. B.)*.

Man unterscheidet
➟ bis etwa zum 5. Lebensjahr eine **FRÜHEXSUDATIVE PHASE**,
➟ danach spricht man von der **SPÄTEXSUDATIVEN PHASE**.

☼ Pathophysiologisch funktioniert bei dieser Erkrankung zumindest was die Haut angeht, eigentlich recht wenig:
- die **GEFÄSSREAKTIONEN** sind inadäquat,
- die **TALGSEKRETION** ist vermindert,
- die Patienten leiden unter einer **PARADOXEN SCHWEISSSEKRETION** ...

damit ist es kein Wunder, daß die Haut **SEHR TROCKEN** ist und
E  ständig **JUCKT**.

Der **QUÄLENDE JUCKREIZ** ist das belastendste Symptom; er kann so stark werden, daß die Patienten vom ständigen Kratzen richtig blank polierte Fingernägel,
➟ sog. **GLANZNÄGEL** haben.
☞ So weit treibt höchstens noch ein posthepatischer Ikterus die Patienten.

Zu allem Überfluß haben die Neurodermitispatienten auch noch eine **ERNIEDRIGTE JUCKREIZSCHWELLE**: sehr hohe Luftfeuchtigkeit oder auch sehr trockene Luft können einen Schub auslösen – *ganz zu schweigen von Wolle, Angora, Pelz....*

Auch bestimmte **NAHRUNGSMITTEL** werden schlechter vertragen:
- Zitrusfrüchte, z.B., aber auch
- Alkohol *(er erhöht die Hautdurchblutung)*.

# HAUT & GESCHLECHTSORGANE

**D**  Eine **TROCKENE HAUT** kann sich auch auf der Handinnenfläche bemerkbar machen: die **HANDLINIEN** sind tief und zahlreich.

**B**  Die Neurodermitis macht sich in erster Linie an den **BEUGESEITEN DER EXTREMITÄTEN** bemerkbar *(die Erkrankung, die sich an den Streckseiten niederschlägt, ist die Psoriasis)*. Der Befund (*und natürlich damit der Juckreiz*) ist **SYMMETRISCH**.

Der Beginn der frühexsudativen Phase geht zwar in erster Linie mit einem Befall von Gesicht und Kopf einher, beim älteren Kind sind aber recht schnell die Gelenkbeugen dran.

Früher oder später macht sich der Schlafmangel durch die ewigen Hautirritationen beim Kind bemerkbar: die **ENTWICKLUNG** ist oft **VERZÖGERT**.

Hinzu kommen einige „optische" Besonderheiten:

**C**
- das **HERTOGHE-ZEICHEN**: der Ausfall der seitlichen Augenbrauen,
- ferner wächst das **HAUPTHAAR** tief in die Stirn („*pelzkappenähnlich*"), wobei sich später noch Geheimratsecken ausbilden.

Therapeutisch versucht man eine **RÜCKFETTUNG DER HAUT** zu erreichen; ev. Cortison.

Klimakuren an der See oder im Hochgebirge verbessern allgemein die Symptomatik.

**... UND LERNEN MACHT SPASS**

# HAUT & GESCHLECHTSORGANE

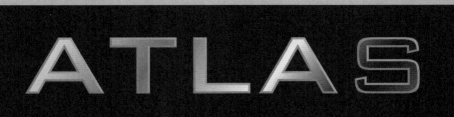

# ATLAS

DER
REFLEXZONEN
DIAGNOSTIK

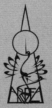

DR. MED. P. ROMMELFANGER

Unser Kronjuwel!
Wie schon auf den vergangenen Seiten angedeutet läßt sich damit hervorragend diagnostizieren - und natürlich auch therapieren. Egal, welche Therapie jetzt „die Ihre" ist, die Reflexzonen sind so universell, daß sie auch auf Tiere übertragbar sind.
Wenn Ihr nächster Patient (*und der steht schon vor Ihrer Türe*) also wieder mit einem Haufen Labor- und sonstiger Befunde kommt, aus denen niemand so recht schlau wurde, schauen Sie doch mal, ob Sie nicht in den Reflexzonen die Antwort auf all die Fragen finden.

276 Seiten, ca. 210x210, durchweg in Farbe, mit Goldschnitt - nur in der Erstauflage - als Hardcover für 79,80 Euro (Stand 2008)

**WWW.ARDEA.DE**

# HAUT & GESCHLECHTSORGANE

**49  Aussagenkombination**

**Welche der folgenden Aussagen zum Mammakarzinom trifft *(treffen)* zu?**

**1**   Das Mammakarzinom metastasiert primär lymphogen.
**2**   Metastasen finden sich häufig im Knochen.
**3**   Circa die Hälfte der Mammakarzinome findet sich im äußeren oberen Quadranten der Brust.
**4**   Es kann zu Brustdeformitäten kommen.
**5**   Es sind in der Hauptsache Frauen zwischen 40 und 50 betroffen.

**A**   Nur die Aussagen 1 und 3 sind richtig
**B**   Nur die Aussagen 1, 2, 3 und 4 sind richtig
**C**   Nur die Aussagen 1 und 4 sind richtig
**D**   Nur die Aussagen 2, 3 und 5 sind richtig
**E**   Alle Aussagen sind richtig

# HAUT & GESCHLECHTSORGANE

**[x] Antwort: Lösung E.**

5   Das **BRUSTKARZINOM** ist eine Erkrankung, die am häufigsten Frauen zwischen 40 und 50 erwischt.

- Laut Statistik – aber natürlich nie auf den Einzelfall übertragbar – haben Frauen, die früh **KINDER** bekommen haben *(vor dem 20.Lebensjahr)* und **GESTILLT** haben, ein geringeres Risiko als Frauen ohne Kinder.

- Außerdem spielen wohl **ERNÄHRUNGSFAKTOREN** eine Rolle: in den Industrieländern mit einer **FETT**- und **FLEISCHREICHEN** Ernährung ist das Mamma-Ca wesentlich häufiger als in den Ländern der 3. Welt.

- Sicher aber spielt eine **GENETISCHE KOMPONENTE** mit: wenn die Mutter schon vor der Menopause Brustkrebs hatte, ist das Risiko für die Tochter verdreifacht. In den letzten Jahrzehnten sind die Brustkrebspatientinnen immer jünger geworden!

☞ Regelmäßige **VORSORGEUNTERSUCHUNGEN** sind hier angesagt!

3   Ungefähr die Hälfte aller Brustkrebstumoren befinden sich im **ÄUSSEREN OBEREN QUADRANTEN** der Brust. In den meisten Fällen sind Knötchen/Knoten tastbar, weshalb es durchaus sinnvoll ist, die Brust abzutasten. *Selbst ist die Frau!* Karzinome machen sich durch **VERHÄRTUNGEN** innerhalb der Brust bemerkbar; je weiter der Befund fortgeschritten ist, desto schlechter abgrenzbar.

4   Ein Karzinom kann **VOLUMENVERÄNDERUNGEN** hervorrufen: die Tumormasse vergrößert zunächst die Gewebemassen; dann kommt es zu Nekrosen im Tumor und der Tumor samt umgebendes Gewebe schrumpft.

▽ Jede **DEFORMIERUNG** der Brust ist **KARZINOMVERDÄCHTIG**!

Weiterhin kann die **MAMILLE** verlagert oder eingezogen sein und in vielen Fällen kommt es zu einem Ödem in der Haut:

➡ die **ORANGENHAUT**.

# HAUT & GESCHLECHTSORGANE

Schmerzen treten nur in 10 % der Fälle auf; bei ca. 3 % der Patientinnen kommt es zu einer **BLUTIGEN SEKRETION**.

**1** Das Mammakarzinom breitet sich primär

- entweder **INNERHALB DER MILCHGÄNGE** aus
- oder streut **LYMPHOGEN**.

Deshalb tastet man immer die **AXILLÄREN LYMPHKNOTEN** mit ab; bei einer Operation werden diese Lymphknoten sicherheitshalber zumindest zum Teil mit entfernt.

Schicksalsentscheidend ist die spätere **HÄMATOGENE METASTASIERUNG**:

**2** hier werden in erster Linie Metastasen im **KNOCHENSYSTEM** gefunden.
Als nächstes kommen Metastasen in der
- Lunge,
- Leber,
- Ovarien und
- ZNS dran.

Therapie: frühzeitig **OPERATION** *(kann auch oft brusterhaltend erfolgen)* und entsprechenden Nachkontrollen.

**... UND LERNEN MACHT SPASS**

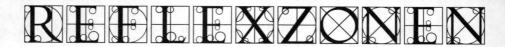

# HAUT & GESCHLECHTSORGANE

# REFLEXZONEN

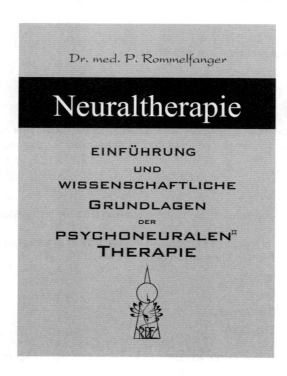

Was Sie hier finden, ist möglicherweise nicht nur eine Erklärung der Entstehung von Krankheiten aus naturheilkundlicher Sicht, sondern auch über die Wirkung der naturheilkundlichen Therapien.
Um zu verstehen, was eine Krankheit ist, müßten wir erst einmal wissen, wie der Körper im Idealzustand funktioniert. Die Schulmedizin orientiert sich in erster Linie an der Erkrankung, wobei wir es immer mit dem Problem zu tun haben, daß hier vorhandene Regelkreise bereits geschädigt sind.
Eine Ahnung, wie diese Kreise aussehen, vermittelt Ihnen dieser Band, der gleichzeitig die Ausgangsbasis zum Verständnis der Reflexzonendiagnose und -therapie ist. Darüberhinaus werden Zusammenhänge zwischen Psyche und Körper klar, was von Frau Dr. Rommelfanger letztlich zur Entwicklung der psychoneuralen Therapie® entwickelt wurde.

# HAUT & GESCHLECHTSORGANE

**50 Einfachauswahl**

**Welche Aussage zur Ichthyosis trifft zu?**

**A** Es handelt sich um eine wenig ansteckende Infektionskrankheit der Haut.

**B** Die Lebenserwartung kann vermindert sein.

**C** Im Sommer verschlechtert sich in der Regel die Symptomatik.

**D** Es kommt frühzeitig zu einer Atrophie der Haut.

**E** Es bilden sich bei Bagatelltraumata Blasen auf der Haut, die später vernarben.

# HAUT & GESCHLECHTSORGANE

### ☒ Antwort: Lösung B.

*Na, und Sie hatten gemeint, Sie hätten schon alles gesehen bzw. gelesen...*

Die **ICHTHYOSIS** ist eine **ERBLICHE** Erkrankung, bei der die Patienten unter einer **STARK SCHUPPIGEN** Haut leiden. *(Ichthyos = der Fisch)*.

Die Schuppen können ganz fein „mehlstaubartig" bis centgroß sein.

Bei dieser Erkrankung ist immer die **TALG- UND SCHWEISSSEKRETION** der Haut **VERMINDERT**.

Es gibt verschiedene Formen dieser Erkrankung mit jeweils unterschiedlicher Prognose:

- die **ICHTHYOSIS VULGARIS** ist die einfachste Form; Schleimhäute, Gelenkbeugen, Hand- und Fußflächen sind nicht betroffen. Die Erkrankung manifestiert sich nach dem 3. Lebensjahr.

**B**
- die **ICHTHYOSIS CONGENITA** befällt alle **HAUTAREALE** und macht auch vor **SCHLEIMHÄUTEN** nicht halt; z. T. haben die Kinder auch noch ZNS-Störungen *(Oligophrenie, Epilepsie etc.)*. Bei dieser Form kann es bereits **INTRAUTERIN** zu extremer Verhornung kommen, so daß die Kinder die Geburt nicht überleben.

  Da fast alle angeborenen oder im Säuglingsalter erworbenen Erkrankungen in ihrem Verlauf sehr variabel sind, kann sich die Ichthyosis im günstigsten Fall auch wieder vollständig zurückbilden.

**C** Da die Schweiß- und Talgsekretion zu gering ist, sind die Symptome im **SOMMER**, wo die Schweißsekretion extern angeregt wird, **BESSER**.

Man empfiehlt den Patienten wenig Seife zu verwenden, um die **AUSTROCKNUNG** der Haut nicht noch weiter voran zu treiben.

Ergo:

**A** Die Ichthyosis ist keine Infektionskrankheit.

**D** Eine Hautatrophie tritt ebenfalls nicht auf.

**E** Die **BLASENBILDUNG** gehört zu den
  ➡ **PEMPHIGUS-ERKRANKUNGEN**.

Beim Pemphigus bilden sich Blasen aufgrund auseinanderweichender Zellen im Stratum spinosum der Epidermis. Wenn man bei einem Pemphiguspatienten die scheinbar gesunde Haut reibt, entsteht eine **BLASE**. Diese Blasen sind auch in alle Richtungen in der Haut **VERSCHIEBLICH**.

Es sind **AUTOANTIKÖRPER** im Blut nachweisbar.

Beim Abheilen hinterlassen diese Blasen allerdings keine Narben.

# HAUT & GESCHLECHTSORGANE

**51  Mehrfachauswahl**

Welche der folgenden Erkrankungen stellen Autoimmunkrankheiten dar?

Wählen Sie **zwei** Antworten!

A  Lupus erythematodes visceralis
B  Neurodermitis
C  Psoriasis vulgaris
D  Dermatomyositis
E  Akne vulgaris

# HAUT & GESCHLECHTSORGANE

**☒ Antwort: Lösungen A und D.**

**AUTOIMMUNERKRANKUNGEN** sind dadurch definiert, daß
- **ANTIKÖRPER** *(Immunglobuline, Gamma-Globuline)*
- gegen körpereigenes Gewebe gebildet werden.

**A** Beim **LUPUS ERYTHEMATODES** *(LE)* gibt es Antikörper gegen
- die **BASALMEMBRAN** und
- gegen **DNA**.

Im Blut sind besonders viele Immunglobuline nachweisbar
- speziell die **IgG**.

Am wichtigsten ist der Nachweis von **LE-ZELLEN**:
- neutrophile Leukozyten mit Einschlußkörperchen.
- Freiliegendes Kernmaterial lockt Neutrophile an, die einen Kranz drum herum bilden *(ROSETTENPHÄNOMEN)* und die Nukleotide phagozytieren.

*Wissen Sie noch?*

Bei Lupus erythematodes vicseralis können alle Organe befallen sein:
- **HAUTVERÄNDERUNGEN** im Gesicht und an den Fingern sind typisch,
- aber auch die **INNEREN ORGANE** können mitmachen:
  - Nephritis,
  - Myositis,
  - Peri- Myo- Endokarditis,
  - Polyneuropathien etc.

**B** Die **NEURODERMITIS** gehört zu **ALLERGISCH** bedingten Erkrankungen
- erkenntlich an dem erhöhten **IgE**-Spiegel im Blut.

Es handelt sich um überschießende Reaktionen auf Fremdstoffe *(Allergie!)* nicht auf körpereigene Eiweiße.

# HAUT & GESCHLECHTSORGANE

**C**   Die **PSORIASIS** hat mit dem Immunsystem wenig zu tun.

 Naturheilkundler suchen *(meist erfolgreich)* einen Zusammenhang zwischen Darm - Darmflora – Ernährung – Stoffwechsel; es gibt aber keine charakteristischen Blutwerte für diese Erkrankung.

Bei der Psoriasis ist der **MITOSEDRUCK** stark gesteigert

> ⇒ deshalb resultiert die Schuppung.

*Ohne zu spicken – wissen Sie noch die Psoriasisphänomene? ... Na ja , fast:*

- Das **KERZENFLECKPHÄNOMEN** *(die Schuppen lassen sich wie Wachs von der betroffenen Hautstelle abschaben)*,
- das **PHÄNOMEN DES LETZTEN HÄUTCHENS**
- das **PHÄNOMEN DES BLUTIGEN TAUS** *(Auspitz-Phänomen)*.
- Außerdem gehört ein **KÖBNER-PHÄNOMEN** dazu *(isomorpher Reizeffekt)*: auf Kratzern auf der Haut oder auf Narben bilden sich kleine Psoriasisherde.

**D**   Die **DERMATOMYOSITIS** kann sogar schon bei Kindern auftreten.

 Die Patienten bekommen ein **GESICHTSÖDEM** und eine **BLÄULICHE HAUTVERFÄRBUNG**; es resultiert ein typischer weinerlich-defensiver Gesichtausdruck. An Unterarmen und Knien geht die Erkrankung dann weiter.

Recht schnell entwickeln sich Allgemeinsymptome:

- Abgeschlagenheit,
- Schwäche,
- Gewichtsverlust,
- Tachykardie.

 Die **MUSKELENTZÜNDUNGEN** *(Dermatomyositis)* gehen mit kompletten Verlust der Aktin-Myosin-Filamente und daraus resultierenden Verkalkungen einher; es kann auch der **HERZMUSKEL** betroffen sein.

Zum Schluß reagieren auch noch Niere, Leber, Nerven und Knochen *(Osteoporose)* mit.

# HAUT & GESCHLECHTSORGANE

**E** **AKNE** ist eine multifaktorielle Erkrankung:

- die Sexualhormone in der Pubertät sorgen für eine Überproduktion von Talg *(SEBORRHOE)*
- die **HYPERKERATOSE** *(verdickte Hornschicht)* sorgt für eine Verstopfung der Talgdrüsen
- **BAKTERIEN** *(Corynebakterium acnes)* vermehren sich in dem zurückgehaltenen Talg und haben die Entzündung auf dem Gewissen.
- Außerdem liegen meisten gastrointestinale Störungen vor; *wenn man sich anhört, was manche der Aknepatienten so alles essen, wundert einen aber auch nichts mehr...*

➡ es liegt aber auch hier **KEIN AUTOIMMUNGESCHEHEN** vor.

# HAUT & GESCHLECHTSORGANE

## 52 Mehrfachauswahl

Welche der folgenden Aussagen treffen zu?

Wählen Sie **zwei** Antworten!

Akne ...

- **A** kann mit Fieber einhergehen
- **B** heilt narbenfrei ab.
- **C** wird bei Kindern auch als Milchschorf bezeichnet
- **D** Östrogene in der Pubertät können das Auftreten einer Akne verursachen.
- **E** kann auch berufsbedingt auftreten.

# HAUT & GESCHLECHTSORGANE

**☒ Antwort: Lösungen A und E.**

*Da wir gerade davon sprachen...*

**AKNE** entsteht aus mehreren Vorbedingungen:

- Wir brauchen eine **SEBORRHOE** = eine übermäßige **TALGPRODUKTION**. Die Talgdrüsen werden angeregt durch
    - **ANDROGENE** *(wie z. B. Testosteron)*,
    - **CORTISON** *(Stresshormon!)* oder
    - **PROGESTERON**.
  
  Auch beim **PARKINSON** ist die Talgproduktion stark angeregt *(Salbengesicht)*
  
  📖 **siehe Amtsarztfragen Nervensystem Klinik**

**D** ☼ Östrogene **VERMINDERN** eher die Talgproduktion.

- Als Nächstes brauchen wir eine **VERHORNUNGSANOMALIE** der Haut; zumindest die Haut um den Ausführungsgang der Talgdrüse muß zu dick sein, so daß der Ausführungsgang verlegt wird.

➡ Das schafft z.B. auch **TESTOSTERON**.

- Damit es nun eine richtig schöne Entzündung wird, brauchen wir noch **BAKTERIEN**, die den Talg lieben. Wenn sie sich genug vermehrt haben, können sie dann die Entzündungen in das Gewebe neben der Drüse tragen. So kommen die tiefen, schmerzhaften Eiterknoten zustande.

☞ Häufig hat man ein **CORYNEBAKTERIUM ACNES** dabei gefunden.

Je nach dem wie weit die Entzündung fortschreitet, gibt es **NARBEN** ...
**B** nicht jede Akne heilt narbenfrei ab.

**A** Wenn die Abszesse wirklich tief sind, wird auch mal die gesamte Abwehr auf den Plan gerufen: bei der sog. Acne conglobata kann ein richtiger **FIEBERSCHUB** auftreten.

# HAUT & GESCHLECHTSORGANE

**E** Es gibt auch eine sog. **BERUFSAKNE**:

➥ fettlösliche Fremdstoffe können zu Entzündungen der Talgdrüsen führen.

Beispiel hierfür wären **SCHLOSSER** *(Öl!)*, **STRASSENARBEITER** (*Teer*) etc.

Die Akne persistiert auch noch nach Absetzen der Noxe über längere Zeit.
Bei dieser Form der Akne spielen die Ernährung und der Zustand der Darmflora eine wesentlich geringere Rolle als bei der normalen Akne.

**C** Der **MILCHSCHORF** des Säuglings gehört entweder

➥ zu einem **FEHL**- bzw. **ÜBERERNÄHRUNG** – sofern die Erkrankung **VOR** dem 3. Lebensmonat auftritt, oder

➥ zur **FRÜHEXSUDATIVEN** Form der **NEURODERMITIS**, wenn sie **NACH** dem 3. Monat auftritt.

📂 Das Erscheinungsbild ist in beiden Fällen ziemlich gleich: die Kinder haben **GELBLICHE SCHUPPEN** auf dem Kopf und im Gesicht.

☼ Es handelt sich zwar auch um eine Überproduktion von Talg; der Rest *(Hyperkeratose, Infektion)* fehlt aber.

**... UND LERNEN MACHT SPASS**

## HAUT & GESCHLECHTSORGANE

# TOOLCHEST

Wir kommen Ihrem Geldbeutel mal wieder entgegen.
Damit Sie nicht mit 4 kompletten Blutdruckmessgeräten startenmüssen, können Sie die

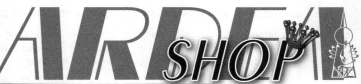

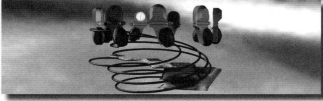

Spezial-Manschetten **einzeln nachkaufen**. Wenn dann später die übergewichtige Mutter mit Kind *(Jugendlicher und Kleinkind)* und Kegel *(das Enkelchen)* bei Ihnen reinschneit, messen Sie zuerst den
- Sohn *(Standardmanschette)*,
- dann die Mutter
  *(Standardmanschette runterpopeln und breite Manschette aufstecken)*,
- dann messen Sie die kleine Schwester
  *(breite Manschette runter Kindermanschette drauf)* und
- abschließend soll das Enkelchen gemessen werden
  *(Kindermanschette runter/Säuglings-manschette drauf)* ... uff.

Wenn der Hergang schon beim Lesen genervt hat, wie nervt dann erst das rumstöpseln in der Praxis!
Kein Wunder, wenn Sie sich das sparen wollen, sobald die Praxis halbwegs läuft. Deshalb gibt es bei uns auch beide Manometer *(Chrom oder Kunstoff)* **einzeln zum kaufen.**

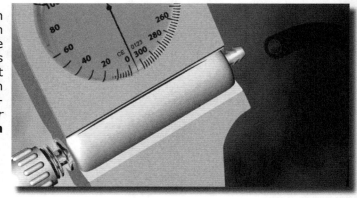

## EINZELMANOMETER

## HAUT & GESCHLECHTSORGANE

**53  Einfachauswahl**

**Welche Aussage trifft zu?**

Der Lichen ruber planus

- **A** geht mit vermehrter Blasenbildung auf scheinbar gesunder Haut einher.
- **B** ist eine gemischte Infektion *(Pilze und Bakterien)* der Haut.
- **C** kommt auch auf Schleimhäuten vor.
- **D** ist u. a. durch das Kerzenfleckphänomen gekennzeichnet.
- **E** ist eine typische Autoimmunkrankheit.

# HAUT & GESCHLECHTSORGANE

### ☒ Antwort: Lösung C.

Der **LICHEN RUBER PLANUS** gehört zu den **PAPULÖSEN DERMATOSEN**, d. h. die Primärefloreszenz ist ein Knötchen auf der Haut.

**B** Die genaue Ursache weiß man nicht, man weiß nur, daß es sich **NICHT** um eine Infektion handelt.

Allenfalls könnten möglicherweise Virusinfektionen den Ausbruch der Erkrankung triggern. Auch psychische Traumata können diesen Effekt haben.

**E** Es handelt sich **NICHT** um eine Autoimmunkrankheit

➡ es sind **KEINE ANTIKÖRPER** nachweisbar.

Hauptmanifestationsort ist das **INNERE HANDGELENK**; der Lichen ruber kann sich aber auch über die Unterarme, Ellenbeugen bis zum Oberarm ausbreiten. Unterschenkel und Kniebeugen können ebenfalls dabei sein.

📂 Subjektiv besteht

- **STARKER JUCKREIZ** und
- es entstehen rötliche, wachsartig glänzende, wenige Millimeter große **PAPELN**
- mit einer charakteristischen **WEISSEN NETZZEICHNUNG** oben drauf.

Diese feinen weißen, gekreuzten Linien sind das **CHARAKTERISTIKUM** für den Lichen ruber.

**C** In der Hälfte der Fälle ist die **SCHLEIMHAUT** *(Mund, Genitale)* auch mit von der Partie.

Im Schleimhautbereich entwickeln sich keine echten Papeln, sondern man sieht nur die **NETZZEICHNUNG**. Im Schleimhautbereich kann der Lichen ruber nach jahrelangem Bestehen zu einer **PRÄKANZEROSE** werden.

Auch die **NÄGEL** werden bei längerem Krankheitsverlauf mit einbezogen:
- Tüpfelnägel,
- Längsrillen,
- Nagelablösungen etc.

# HAUT & GESCHLECHTSORGANE

**A** Die Erkrankung mit der **BLASENBILDUNG** war der **PEMPHIGUS**.

Pathophysiologisch sind die Verbindungen der Zellen des **STRATUM SPINOSUM** nicht mehr stabil, so daß es bei Druck oder leichtem Reiben zu einer **BLASE** kommen kann.

> Diese Blasen sind **VERSCHIEBLICH** und **PLATZEN LEICHT**.

Sie können auch auf der **MUNDSCHLEIMHAUT** auftreten(!). Früher war die Erkrankung tödlich, mit Kortison und Antibiotika bekommt man sie heute halbwegs in den Griff.

Auf jeden Fall müssen Pemphiguspatienten so schnell wie möglich in der **KLINIK** behandelt werden.


**D** Na und unser **KERZENFLECKPHÄNOMEN**.....
> gehört natürlich zur **PSORIASIS**!

*Noch mal schnell wiederholen*: die Psoriasisphänomene sind:

- Kerzenfleckphänomen,
- Phänomen des letzten Häutchens,
- Phänomen des blutigen Taus *(Auspitzphänomen)* und das
- Köbnerphänomen.

 Übrigens: das Köbnerphänomen, den isomorphen Reizeffekt kann man auch beim Lichen ruber planus auslösen – bei Kratzen über die Haut *(des Unterarms)* entstehen Lichen-ruber-Herde.

**... UND LERNEN MACHT SPASS**

# HAUT & GESCHLECHTSORGANE

# TOOLCHEST

## ARDEN SHOP

Die **BLUTDRUCKMESSUNG** ...

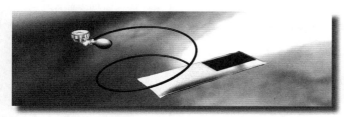

Na, ist Ihr eigener Blutdruck schon etwas höher, wenn Sie an die Prüfung denken?
Wie?

Sie wissen es nicht?
Sie können es auch nicht wissen, weil Sie kein Blutdruckmessgerät haben und Sie haben keines, weil Sie nicht wissen welches Sie sich kaufen sollen?

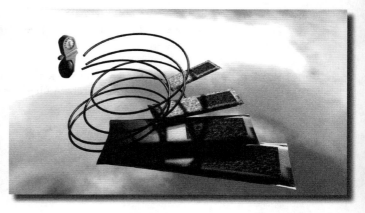

Dann war es ja höchste Zeit, daß wir uns getroffen haben.
Wir haben zwei verschiedene Geräte. Eines ist **VERCHROMT** - das andere ist aus **KUNSTOFF**.
Die Entscheidung liegt damit zwischen „pflegeleicht" und „chic"; darüberhinaus gibt es beide **SEPARAT**. Sie können dadurch mit **EINZELMANSCHETTEN**, allmählich Ihr Praxisinstrumentarium Ihrem Patientenstamm *(Säuglinge/Kinder/Übergewichtige)* anpassen.

## 54 Aussagenkombination

**Welche der folgenden Aussage/n trifft/treffen zu?**

Blasige Veränderungen der Haut können auftreten bei:

1 Sonnenbrand
2 Erfrierungen
3 Dermatitis herpetiformis Durhing
4 Verbrennungen
5 Insektenstiche

A Nur die Aussagen 4 und 5 sind richtig
B Nur die Aussagen 1, 2, 3 und 4 sind richtig
C Nur die Aussagen 3, 4 und 5 sind richtig
D Nur die Aussagen 1, 2 und 5 sind richtig
E Alle Aussagen sind richtig

# HAUT & GESCHLECHTSORGANE

[x] **Antwort: Lösung E.**

**BLASEN** der Haut entstehen durch eine Wassereinlagerung.

Diese Wassereinlagerung kann z.B. durch eine **ENTZÜNDUNG** hervorgerufen werden – und damit kann alles, was einen Zelluntergang hervorbringt, auch eine Blase entstehen lassen.

4 • **VERBRENNUNGEN** 2. Grades gehen mit einer Blasenbildung einher und damit auch
1 • der **SONNENBRAND**. Wer's übertreibt kann sich tatsächlich nicht nur die berühmte rote Rübe mit nachfolgender Schälung einfangen, sondern wirklich auch **ECHTE BRANDBLASEN**.

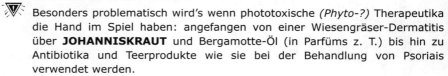 Besonders problematisch wird's wenn phototoxische *(Phyto-?)* Therapeutika die Hand im Spiel haben: angefangen von einer Wiesengräser-Dermatitis über **JOHANNISKRAUT** und Bergamotte-Öl (in Parfüms z. T.) bis hin zu Antibiotika und Teerprodukte wie sie bei der Behandlung von Psoriais verwendet werden.

Im Prinzip reagiert die Haut bei allen Zellschädigungen ähnlich: je nach Ausmaß der Schädigung bildet sich

- eine Rötung,
- eine Blase oder
- gleich eine Nekrose.

2 • So sehen **ERFRIERUNGEN** an sich genauso aus wie **VERBRENNUNGEN** *(über die Anamnese wird man aber den Unterschied schon rauskriegen)*, ebenso wie
 • **VERÄTZUNGEN** oder
 • Hautschäden durch **ELEKTRISCHEN STROM**.
5 • **INSEKTENSTICHE** können ebenfalls *(kleine)* Nekrosen machen.
3 • Die **DERMATITIS HERPETIFORMIS DUHRING** ist eine „**POLYMORPHE" DERMATOSE**, d. h. es kann alles auftreten.

☞ Die Erkrankung geht mit einem starken **JUCKREIZ** einher und bildet Bläschen, Quaddeln, Papeln, Erosionen, Pigmentflecken – eben alles, was man sich so vorstellen kann.

☼ Wenn Sie Ihre Panik im Zaum gehabt hätten, hätten Sie die Frage auch richtig haben können, wenn Sie vom M. Duhring noch nichts gehört haben: „herpetiformis" heißt „herpesähnlich"; und **HERPES** geht bekanntlich mit **GRUPPIERTEN BLÄSCHEN** einer!

*188*

# HAUT & GESCHLECHTSORGANE

**55  Mehrfachauswahl**

**Welche der folgenden Aussagen treffen zu?**

Folgende Hauterscheinungen sind Präkanzerosen der Haut:

**1** das Basaliom.
**2** der M. Dubreuilh *(Lentigo maligna)*.
**3** das Hauthorn *(Cornu cutaneum)*
**4** der Naevuszell-Naevus
**5** das maligne Melanom

**A** Nur die Aussage 3 ist richtig
**B** Nur die Aussagen 3 und 4 sind richtig
**C** Nur die Aussagen 2 und 3 sind richtig
**D** Nur die Aussagen 2, 3 und 4 sind richtig
**E** Nur die Aussagen 1, 2 und 5 sind richtig

# HAUT & GESCHLECHTSORGANE

[x] **Antwort: Lösung A.**

Bei den Neubildungen der Haut unterscheidet man

- ○ harmlose = **GUTARTIGE NEUBILDUNGEN**,
    - ➠ hierunter fallen z. B. die **NAEVI** = Muttermale
- ⊙ Präkanzerosen,
- ● In-situ-Karzinome und
- ● Karzinome.

Bei den **GUTARTIGEN NEUBILDUNGEN** gibt es ...

4 ○ **NAEVUSZELL-NAEVI**, die **PIGMENTMÄLER**; die entweder flach oder auch erhaben und behaart sein können. Beim Naevuszell-Naevus liegen an dieser Stelle der Haut einfach zu viel Melanozyten vor.

○ Dann gibt es **TALGDRÜSEN-NAEVI** *(Stellen der Haut mit zu vielen Talgdrüsen, die gelbe, höckerige Knötchen bilden)*, oder

○ **FIBROME**: weiche Hautanhängsel, einige Millimeter groß, gerne unter der Achsel oder im Dekolltébereich.

# HAUT & GESCHLECHTSORGANE

☞ Nicht mehr ganz so harmlos sind die **PRÄKANZEROSEN**: hierbei handelt es sich noch nicht um Karzinome – die Betonung liegt jedoch auf **noch** nicht.

- Im Wesentlichen geht es um die sog. **AKTINISCHEN KERATOSEN**; Hautveränderungen, die bei älteren Leuten, deren Haut viel dem Licht und der Sonne ausgesetzt war, auftreten.
- Diese Keratosen sind unregelmäßig begrenzt, haben oft eine **HORNIGE OBERFLÄCHE** und sind dann **GRAUBRAUN**.
- Da die Mitoserate hier schon erhöht ist, sind diese Tumoren **ERHABEN**.
  Im weiteren Krankheitsverlauf werden diese Keratosen immer dicker; man spricht dann von
  - ➠ **KERATOMEN;** sie gehen schließlich in ein
  - ➠ Hauthorn, ein **CORNU CUTANEUM** über.

**3**     Das Hauthorn kann einige Zentimeter hochstehen und geht immer in ein Karzinom über, wenn man nichts tut *(operiert)*.

Und dann gibt die **IN-SITU-KARZINOME**. Jetzt ist schon ein „echtes" Karzinom entstanden, allerdings hat dieses Karzinom die **BASALMEMBRAN** noch nicht durchbrochen und damit **NOCH KEINE METASTASEN** gesetzt.

⚠ Jetzt wird's allerhöchstes Zeit den Chirurgen Ihres Vertrauens aufzusuchen!

**2** ● Ein klassisches in-situ-Karzinom ist die **LENTIGO MALIGNA**, der **M. DUBREUILH**.
- Es handelt sich um einen bräunlichen, unregelmäßig gefärbten **FLECK**, meistens auf der **WANGE**, der sich langsam ausdehnt. Wenn keine Therapie erfolgt, wird der Fleck irgendwann dreidimensional und entwickelt Höcker; der M. Dubreuilh geht in ein malignes Melanom über...
- ☞ Solange der Fleck flach ist, ist's noch nicht zu spät!

**... UND LERNEN MACHT SPASS**

# HAUT & GESCHLECHTSORGANE

Tja, und dann gibt es noch die richtigen **KARZINOME**:

1. ● das **BASALIOM**.

   Da es **SEMIMALIGNE** ist, setzt es zwar **KEINE METASTASEN**, aber es infiltriert sehr wohl, durchbricht die Basalmembran und wühlt sich manchmal weit unter der Haut vor.

   ● Ein weiteres Hautkarzinom ist das **VERHORNENDE PLATTENEPITHELKARZINOM**. Es wächst relativ **RASCH** und setzt schnell **METASTASEN**. Präkanzerosen hierfür sind die Keratosen.

   Das Raucherkarzinom der Lippe stellt ebenfalls ein Plattenepithelkarzinom dar.

5. ● Letztlich haben wir dann noch das häßlichste von allen: das **MALIGNE MELANOM** – an Bösartigkeit kaum zu überbieten.

   Die Hälfte der Melanome entwickelt sich aus **NAEVUSZELL-NAEVI**; es ist immer verdächtig, wenn die Naevi
   - jucken,
   - schmerzen,
   - sich vergrößern,
   - bluten,
   - wenn ev. vorhandene Haare ausfallen oder
   - wenn sich die Farbe verändert.

   Die **ABCD**-Regel gibt Hinweise auf eine Entartung:

   **A** Asymmetrie
   **B** bogige Begrenzung
   **C** Colour *(unterschiedliche Farben)*
   **D** Durchmesser größer als 6 mm

☞ **MUTTERMALE AB UND ZU VOM HAUTARZT UNTERSUCHEN LASSEN!**

# HAUT & GESCHLECHTSORGANE

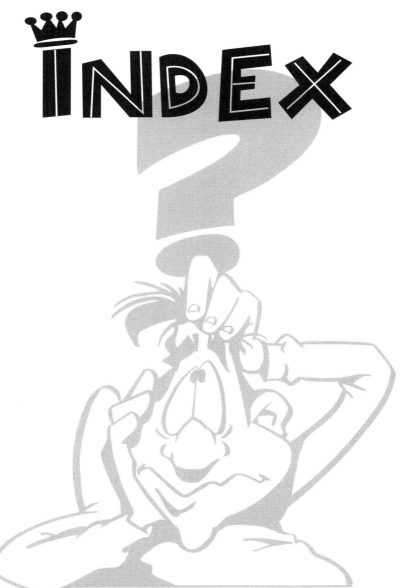

... UND LERNEN MACHT SPASS

# ABCDEFGHIJKLMNOPQRSTUVWXYZ

## SYMBOLS

| | |
|---|---|
| 280 bis 282 Tage | 10 |
| 40 Wochen | 10 |
| 2. Monat | 70 |
| 3. Monat | 70, 74, 106, 149, 166, 181 |
| 4. Monat | 15, 70 |
| 5. bis 6. Monat | 14, 74 |
| 6. Monat | 70, 114, 149, 156 |
| 7. Monat | 14 |
| 9. Monat | 6, 149, 156 |
| 9. Monat | 74, 114 |
| 10. Monat | 6 |
| 12. Monat | 6, 14, 113, 114, 148, 156 |
| 15. Monat | 7, 149 |
| 2. Lebensjahr | 7, 15, 70, 74, 84, 118, 133 |
| 3. Lebensjahr | 174 |
| 5. Lebensjahr | 74, 107 |
| 1-Wort-Sätze | 15 |
| 2-Wort-Sätze | 15 |
| 2-Wort-Sätze | 13 |
| 3-Wort-Sätze | 15 |
| 100/Minute | 85 |
| 500 kcal pro Tag | 63 |

## AMTSARZTFRAGEN

| | |
|---|---|
| Atmungsorgane | 85 |
| Hämatologie | 10 |
| Mikrobiologie | 140 |
| Notfallmedizin | 152 |
| Verdauung Klinik | 79 |
| Hämatologie | 10, 126 |
| Herz/Kreislauf Vorklinik | 14, 132 |
| Infektionskrankheiten | 62, 120, 122 |
| Nervensystem Klinik | 42, 118, 180 |
| Nervensystem Vorklinik | 6 |
| Niere | 24 |

## A

| | |
|---|---|
| Abbruchblutung | 93 |
| abdominelle Atmung | 85 |
| Abstrich | 18, 34 |
| Akne | 178, 180 |
| **akute** Prostatitis | 111 |
| -s Abdomen | 18, 79 |
| alkalisches Sekret | 38 |
| Alkoholabusus | 96 |
| Ammenzellen | 92 |

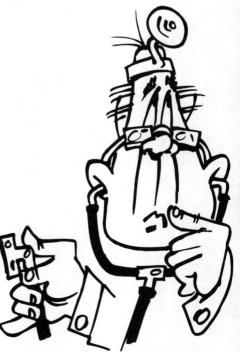

WWW.ARDEA.DE

# TITELLISTE

| |
|---|
| Atmungsorgane |
| Bewegungsapparat |
| Checkbuch ! |
| Differentialdiagnose Band I |
| Differentialdiagnose Band 2 |
| Gesetzeskunde 2.0 (IfSG) |
| Bundle Gesetzeskunde (BSeuchG) & update & Gesetzeskunde (IfSG) 2.0 |
| Hämatologie |
| Hals-Nase-Ohren |
| Haut&Geschlechtsorgane |
| Herz/Kreislauf Vorklinik |
| Herz/Kreislauf Klinik |
| Hormonsystem |
| Immunologie |
| Infektionskrankheiten |
| Mikrobiologie/Hygiene |
| Niere |
| Nervensystem Vorklinik |
| Nervensystem Klinik |
| Notfallmedizin |
| Psychiatrie |
| Psychotherapie Band 1 |
| Psychotherapie Band 2 |
| Psychotherapie Band 3 |
| Stoffwechselerkrankungen |
| Vademecum HP |
| Vademecum Psychotherapie |
| Verdauungsorgane Vorklinik |
| Verdauungsorgane Klinik |

Androgene 180
Anämie 55
Anteflexio 34
Antikörper 35, 176
antinukleäre Antikörper 54
Apfelsinenhaut 136
Aphthe 71, 72
Argyll-Robertson-Pupille 122
Asthma 106, 166
Asymmetrie 45, 163, 192
Aszites 48
**Atem**-bewegungen 124
  -frequenz 85, 124
  -störungen 40
atopisches Ekzem 106, 166
Aufhängebänder 89
**Augen**-brauen 167
  -muskeln 70
Ausdruckfähigkeit des Kindes 114
Auspitzphänomen 98, 177, 185
Ausschabung 19, 120
Autoimmunkrankheit 54, 176
axilläre Lymphknoten 137, 171

..................................................

Babinski-Reflex 6, 84, 133
Bakterien 178
Barfußlaufen 162
Basaliom 43, 44, 102, 140, 158, 192
Basalmembran 176
Bergamotte-Öl 188
Berufsakne 180
Bestrahlungen 68
Betablocker 96
Beugeseiten d. Extremitäten 107, 167
Bewußtlosigkeit 145
**Blasen**, Haut- 174, 185, 188
  , Veränderungen 187
Blasenentzündung 24, 78
bleibende Zähne 86
bläuliche Hautverfärbung 177
**Blutdruck** 13, 132
  von 105/60 85

# ABCDEFGHIJKLMNOPQRSTUVWXYZ

| | |
|---|---|
| **blutige** Sekretion | 136, 170 |
| -r Ausfluß | 116 |
| Blutung | 18, 22, 45, 116, 120 |
| Blutvolumen | 10, 126 |
| bogige Begrenzung | 45, 163, 192 |
| **Brust**-drüsengewebe | 93 |
| -karzinom | 170 |
| -krebs | 136 |
| -warze | 137 |

## C

| | |
|---|---|
| **Cervix** | 34 |
| -abstrich | 116 |
| -karzinom | 18, 48, 116, 120 |
| -polyp | 121 |
| Cholesterin | 35 |
| Colour | 192 |
| Cornu cutaneum | 191 |
| Corynebakterium acnes | 178, 180 |
| coup de sabre | 40 |
| Cowpersche Drüsen | 38 |
| Cremasterreflex | 58 |

## D

| | |
|---|---|
| **Darm** | 22 |
| -blutungen | 88 |
| -infarkt | 110 |
| Depressionen | 29, 30 |
| derber Randwall | 44, 159 |
| Dermatitis herpetiformis Duhring | 188 |
| Dermatomyositis | 177 |
| Descensus | 89 |
| Diabetes | 66, 96 |
| direkte Hernie | 110 |
| distale Finger- o. Zehengelenke | 68 |
| DNA | 176 |
| Drehen Rücken/Bauchlage | 70 |
| Drehung | 149 |
| Dreiwortsätze | 156 |

| | |
|---|---|
| Drogen | 96 |
| Druckgefühl | 164 |
| Ductus deferens | 38, 111 |
| dunkler Ausfluß | 18 |
| Durchblutungsstörungen | 41 |
| Durchmesser über 6mm | 45, 192 |
| Dysmenorrhoe | 22, 88, 121 |
| dysplastischer Hoden | 58 |

## E

| | |
|---|---|
| **Eileiter** | 22, 35, 88, 92 |
| -schwangerschaft | 34, 120 |
| einige Schritte gehen | 6 |
| Einwort-Sätze | 114, 148, 156 |
| **Eisen** | 10, 63, 126, 144 |
| -mangelanämie | 126 |
| Eiweiß | 62, 76 |
| Eklampsie | 11, 128, 145 |
| elektrischer Strom | 188 |
| Endokarditis | 55 |
| Endometriose | 21, 22, 87, 88, 121 |
| Endometrium | 19, 92 |
| Entbindung | 30 |
| Entwicklung | 156 |
| EPH-Gestose | 11, 128, 145 |
| Epididymitis | 59, 78 |
| Epilepsie | 174 |
| epileptischer Anfall | 145 |
| Erbrechen | 152 |
| Erektionsstörung | 96 |
| Erfrierungen | 188 |
| Ernährung | 48 |
| ernniedrigte Juckreizschwelle | 166 |
| Erythrozyten | 126 |

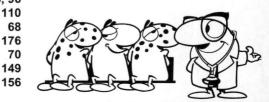

WWW.ARDEA.DE

## F

| | |
|---|---|
| Fehlgeburt | 82 |
| Fett | 48, 62, 136, 170 |
| Fettgehalt | 76 |
| Fettsäuren | 35 |
| Fibrin | 72 |
| Fibrome | 190 |
| **Fieber** | 24, 78 |
| -schub | 180 |
| Fingerspitzen | 55 |
| Fixieren | 74, 149 |
| fleischreiche Ernährung | 48, 170 |
| fliederfarbenes Erythem | 40 |
| Flüssigkeit | 7 |
| Follikel | 92, 163 |
| **Folsäure** | 61, 81 |
| -mangel | 63 |
| Fontanelle | 15, 70 |
| Frauenmilch | 75, 76 |
| freies Sitzen | 114, 149, 156 |
| frei laufen | 5, 7 |
| Fremdanamnese | 132 |
| frühexsudative Phase | 106, 166 |
| Frühgestose | 10, 145 |
| Fruktose | 38 |
| FSH | 92 |
| Fußsohlen | 102, 140, 159 |

## G

| | |
|---|---|
| **Gebärmutter** | 17, 22 |
| -**hals** | 34 |
| --Karzinoms | 17 |
| **Geburtsgewicht** | 5, 70, 156 |
| verdoppelt | 6 |
| verdreifacht | 6, 114, 148 |
| geimpft | 18 |
| Gelbkörper | 92 |
| Gelenke | 22 |
| Gerinnungsfähigkeit | 144 |
| **Gesicht** | 158 |
| -södem | 177 |
| Gestagen | 19, 31, 88, 92 |
| Gestationsdiabetes | 129, 145 |
| Gewichtszunahme | 9, 11, 144 |
| Glanznägel | 166 |
| Glomerulosklerose | 41 |
| Glykogen | 35 |
| Gonorrhoe | 25, 34, 120 |
| Graafsche Follikel | 92 |
| Granulozyten | 54 |
| Greifreflex | 74, 84 |
| große Fontanelle | 13, 15, 70, 118 |

## H

| | |
|---|---|
| **Haar**-ansatz | 44, 102, 141, 158 |
| -ausfall | 45 |
| -e auf dem Naevus | 163 |
| halbes Jahr | 70 |
| **Hand**-flächen | 102, 140, 159 |
| - und Fußflächen | 66 |
| **Harn**-abflußbehinderung | 24 |
| - und Stuhlentleerung | 74 |
| -verhalt | 24 |
| -wegsinfekte | 9, 11, 129 |
| **Haut** | 92 |
| -krebs | 44 |
| höckeriges Oberflächenrelief | 164 |
| Hebammengesetz | 129 |
| Hernia inguinalis | 79 |
| Hernie | 110 |
| Herpes | 72 |
| herpetiformis | 188 |
| Hertoghe-Zeichen | 167 |
| **Herz**-frequenz | 132 |
| -geräusche | 132 |
| -muskel | 177 |
| -spitzenstoß | 132 |
| Heuschnupfen | 106, 166 |
| Hirnödem | 128 |
| Hämatokrit | 126 |
| Hochgebirgsklima | 107 |
| Hochziehen zum Aufstehen | 74 |

# ABCDEFGHIJKLMNOPQRSTUVWXYZ

| | |
|---|---|
| **Hoden** | 38 |
| -hochstand | 79, 110 |
| -torsion | 57, 58, 77, 79, 110 |
| -tumor | 111 |
| **Hormon**-e | 35 |
| -schwankungen | 30 |
| **Hyper**-keratose | 178, 181 |
| -menorrhoe | 88 |
| -tonus | 11, 128, 145 |
| **Hypo**-physenvorderlappen | 92 |
| -tonie | 152 |

## I

| | |
|---|---|
| Ichthyosis | 174 |
| IgE erhöht | 166 |
| impfen | 48 |
| Impfung | 116 |
| indirekte Leistenhernie | 110 |
| Infektionen | 66, 98 |
| innere Handgelenk | 184 |
| Insektenstiche | 188 |
| In-situ-Karzinome | 191 |
| Involutionsdepressionen | 29 |
| Inzidenz | 140 |
| isomorpher Reizeffekt | 68, 98, 177 |

## J

| | |
|---|---|
| Jod | 63 |
| Johanniskraut | 188 |
| Juckreiz | 45, 67, 107, 164, 166, 184, 188 |

## K

| | |
|---|---|
| Kasein | 76 |
| kastaniengroß | 38 |
| Katze | 62 |
| Köbner-Phänomen | 66, 98, 177, 185 |
| Keratomen | 191 |
| Keratosen | 191 |
| Kerzenfleckphänomen | 68, 98, 177, 185 |
| Kinderentwicklung | 6, 28 |
| kleine Fontanelle | 15, 70, 118 |
| Kleinkinder | 131 |
| Klimakterium | 30, 93 |
| **Knochen** | 22, 92 |
| -metastasen | 171 |
| Kohlehydrate | 62, 76 |
| Kollagenose | 40, 50 |
| Koma | 145 |
| Konisation | 18 |
| Kontrakturen | 40 |
| **Kopf** | 149 |
| -haut | 66 |
| in Bauchlage heben | 70, 74 |
| -schmerzen | 128 |
| **Korpus** | 34 |
| -karzinom | 17, 19, 120 |
| Kortison | 55, 68, 99 |
| krabbeln | 149 |
| Krampfadern | 111 |
| **Krebs**-nabel | 137 |
| -vorsorge | 34 |
| Kreuzbeingegend | 89 |
| Krümelnägel | 67, 99 |
| **Körper**-gewicht | 13 |
| -temperatur | 93 |
| Kryptorchismus | 111 |
| Kuhmilch | 75 |

## L

| | |
|---|---|
| Laufen lernen | 148 |
| Leistenbruch | 79 |
| Leistungseinbuße | 127 |
| Lentigo maligna | 162, 191 |
| **Leuko**-penie | 55 |
| -zyten | 144 |
| -zytose | 127 |
| -zyturie | 78 |
| LE-Zellen | 176 |
| LH | 92 |
| Lichen ruber planus | 184 |
| Licht | 141 |
| Ligamentum teres uteri | 89 |
| Liquorpunktion | 118 |
| Längsrillen | 184 |
| Lues IV | 122 |
| **Lunge** | 22 |
| -nödem | 153 |
| Lupus erythematodes | 53, 54, 176 |
| Lupus-Zellen | 54 |
| lymphogen | 171 |

## M

| | |
|---|---|
| Madonnenfinger | 41, 50 |
| Magnesium | 10, 63, 144 |
| malignes Melanom | 45, 162, 192 |
| Mamille | 170 |
| Mammakarzinom | 171 |
| Mammographie | 137 |
| MCH | 126 |
| MCV | 126 |
| medialer Augenwinkel | 102, 141, 158 |
| Meeresklima | 107 |
| megaloblastäre Anämie | 82 |
| Meningitis | 118 |
| Menopause | 18, 31, 93, 120 |
| Metastasen | 102, 140 |
| Mikrostomie | 40 |
| **Miktion** | 25 |
| -sbeschwerden | 78, 111 |
| Miktionsstörungen | 24, 48 |
| -zeit | 25 |
| **Milch**-gebiß | 86 |
| -schorf | 106, 166, 181 |
| Mineralien | 76 |
| Mitoserate | 67 |
| Mitoserate gesteigert | 98 |
| **Morbus** Dubreuilh | 162, 191 |
| Duhring | 188 |
| morgendliche Übelkeit | 145 |
| Morgensteifigkeit | 42, 51 |
| Moro-Reflex | 6, 84 |
| Müdigkeit | 127 |
| Multiple Sklerose | 42, 96 |
| Muskeldurchblutung | 92 |
| Muttermund | 33 |
| Myom | 18 |
| Myometrium | 88 |
| Myositis | 176 |

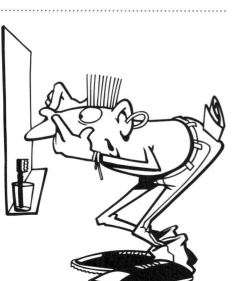

... **UND LERNEN MACHT SPASS**

## ABCDEFGHIJKLMNOPQRSTUVWXYZ

## N

| | |
|---|---|
| nachts | 58 |
| Naevi | 190 |
| Naevuszell-Naevi | 162, 190 |
| **Nahrungsmittel** | 166 |
| -unverträglichkeiten | 72 |
| Narben | 180 |
| Nasenflügeln | 85 |
| nächtliche Wadenkrämpfe | 10 |
| **Nebenhoden** | 38 |
| -entzündung | 58, 78, 110 |
| -tuberkulose | 79 |
| Nekrose | 59, 141 |
| Nephritis | 176 |
| Nervensystem | 55 |
| Netzzeichung | 184 |
| Neugeborene | 6, 149 |
| **Neural**-rohr | 63 |
| -rohrdefekte | 61 |
| -wülste | 82 |
| Neurodermitis | 72, 106, 166, 181 |
| Nägel | 184 |
| Nierenversagen | 11 |
| Normwerte | 6 |

## O

| | |
|---|---|
| oberer äußerer Quadrant | 136 |
| Obstipation | 89 |
| Ödeme | 11, 128, 145 |
| Ölfleck | 67, 99 |
| Östrogen | 18, 25, 31, 91, 92, 96, 180 |
| Oligophrenie | 174 |
| Orangenhaut | 170 |
| Osteoporose | 177 |
| Osteoporosen | 68 |
| **Ovar** | 88 |
| -ialkarzinom | 48 |

## P

| | |
|---|---|
| Papanicolaou | 18 |
| Papeln | 184 |
| Papillomviren | 18, 48, 116 |
| Parkinson | 180 |
| Parästhesien | 41 |
| Pemphigus | 174, 185 |
| Periodenblutung | 116 |
| Peristaltik | 41 |
| Peritoneale Reizungen | 79 |
| Peritoneum | 34 |
| Peritonitis | 55 |
| **Phänomen** d. blutigen Taus | 68, 98, 177, 185 |
| letzten Häutchens | 68, 98, 177, 185 |
| **Pigment**-mäler | 190 |
| -verschiebungen | 41 |
| -zunahme | 163 |
| Pille | 19, 48, 82 |
| Pilze | 72 |
| Plattenepithelkarzinom | 192 |
| Plazenta | 35 |
| Pleuritis | 55 |
| Pneumonie | 85 |
| **Poly**-arthritis | 55 |
| -neuropathie | 96 |
| -zyklische Begrenzung | 163 |
| Portio | 33 |

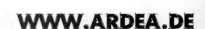

## ABCDEFGHIJKLMNOPQRSTUVWXYZ

**POSTER DER INFEKTIONSKRANKHEITEN** 62, 120, 122

| | |
|---|---:|
| Prehn-Zeichen | 58, 78 |
| Präkanzerose | 44, 162, 184, 191 |
| prämenstruelles Syndrom | 29, 31 |
| Progesteron | 92, 180 |
| progressive Paralyse | 122 |
| Prolaps | 89 |
| Prostaglandine | 22, 88 |
| **Prostata** | 23, 24, 38 |
| -adenom | 23, 25 |
| -hyperplasie | 25 |
| -karzinom | 23, 25, 96 |
| Prostatitis | 23, 78, 111 |
| Proteinurie | 9, 11, 128, 145 |
| Präpubertät | 58 |
| Psoriasis | 42, 65, 66, 97, 98, 177, 185 |
| - inversa | 66, 99 |
| Psyche | 31 |
| **Psycho**-pharmaka | 96 |
| -somatik | 51 |
| Pubertät | 30, 93 |
| Pulmonalsklerose | 41, 50 |
| Pulsfrequenz | 14, 118 |
| Puppenaugenphänomen | 84 |
| Pyelonephritis | 129 |
| Pyramidenbahn | 84, 133 |

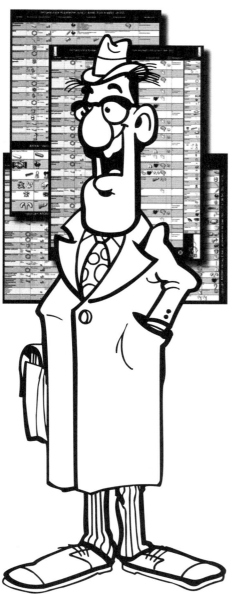

# R

| | |
|---|---:|
| Randerythem | 163 |
| Rattenbißnekrosen | 41, 50 |
| Raynaud-Syndrom | 41 |
| rektal tastbar | 25 |
| Restharnbildung | 25, 89 |
| Rhagade | 72 |
| rheumatoide Arthritis | 42, 51, 96 |
| Rima ani | 66 |
| rohes Fleisch | 62 |
| Rosettenphänomen | 54, 176 |
| rötlicher Fleck mit Schuppen | 158 |
| Rumpfhautbasaliom | 103, 141, 158 |

**... UND LERNEN MACHT SPASS**

# ABCDEFGHIJKLMNOPQRSTUVWXYZ

## S

| | |
|---|---|
| **Samen**-bläschen | 38 |
| -leiter | 37, 38 |
| sauber sein | 156 |
| Saugreflex | 6 |
| Säbelhieb | 40 |
| Säugling | 5, 69 |
| Schädelknochen | 118 |
| Schleimhaut | 44, 72, 102, 140, 159, 184 |
| Schläfenbereich | 102 |
| Schlosser | 180 |
| Schmerz | 21, 22, 72, 89, 110 |
| Schmetterlingserythem | 55 |
| Schocklagerung | 153 |
| Schokoladenzysten | 88 |
| Schreitreflex | 6, 84 |
| Schritte | 148 |
| **Schuppen** | 174 |
| -flechte | 98 |
| **Schwangerschaft** | 9, 10, 29, 30, 35, 61, 62, 126, 128, 144 |
| -serbrechen | 9, 10, 145 |
| -streifen | 9, 11 |
| Schwellung des Skrotums | 111 |
| Schwermetallvergiftungen | 96 |
| Schwindel | 128 |
| **Sclerodermia** circumscripta | 40, 50 |
| progressiva | 40, 50 |
| Seborrhoe | 178, 180 |
| semimaligner Tumor | 44, 140, 158, 192 |
| **Sexual**-hormone | 178 |
| -störungen | 96 |
| sitzen | 74 |
| Sklerodermie | 40 ,50 |
| Skrotalfistel | 79 |
| **Skrotum** | 111 |
| -schwellung | 109 |
| Solarium | 63 |
| somato-psychisch | 51 |
| Sommersprossen | 162 |
| Sonne | |
| **Sonne** | 45, 54, 63, 66, 98, 102, 162 |
| -nbrand | 188 |
| Spermien | 38 |
| Spermiogenese | 110 |

| SPICKER KINDERENTWICKLUNG | 6 |
|---|---|
| Spicker Laborwerte | |
| Spicker Psychiatrie Systematik | |
| Spicker Psychiatrie Medikamente | |
| Spicker allg. Gesetzeskunde | |
| Spicker Gesetzeskunde/IfSG | |
| Spicker Kinderentwicklung | |
| Spicker Notfall ACBD | |
| Spicker Koma/stabile Seitenlage] | |
| Spicker Erregungsleitung Herz | |
| Spicker Nervensystem/Sehbahn | |
| Spicker Blutgruppen/-verträglichkeiten | |
| Spicker Beteiligung v. Leber u. Verdauung bei Infektionserkrankungen | |
| **Spicker Untersuchung ...** | |
| ... allgemeine körperliche | |
| ... spezielle Abdomen | |
| ... spezielle Bewegungsapparat | |
| ... spezielle Hals/Nase/Ohren | |
| ... spezielle Herz/Kreislauf | |
| ... spezielle Lunge | |
| ... spezielle Nerven | |
| ... spezielle Niere | |
| Urinfärbungen und Ursachen | |
| **Spicker Irisdiagnose** | |
| allgemeine Zonen/Organpigmente | |
| Topographie der Organe i. d. Iris | |
| Bundle! **Beide** Spicker zum Sparpreis | |
| **Spicker der Reflexzonendiagnose** | |
| Reflexzonen 01 | Bindegewebe(Cellulite) |
| Reflexzonen 02 | Muskel(schmerz)punkte |
| Reflexzonen 03 | Haut(schmerz)zonen |
| Reflexzonen 04 | Zahnreflexzonen/ Mundschleimhaut/Zunge |
| Bundle! 4 Spicker zum Sparpreis | |
| **SPICKER ORGANUHR** | |
| Spicker **Organuhr** | |

WWW.ARDEA.DE

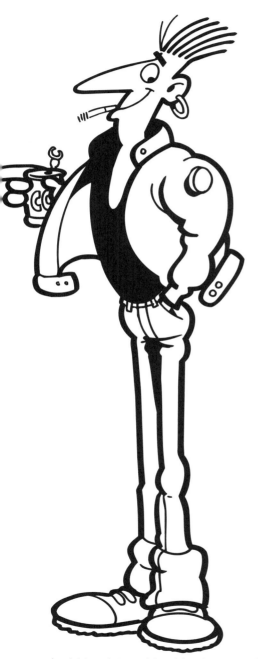

| | |
|---|---:|
| spina bifida | **63, 82** |
| Splitterblutungen | **67, 99** |
| Sprechen | **15 ,74** |
| spätexsudative Phase | **106 ,166** |
| Spätgestose | **11, 128, 145** |
| stabile Seitenlage | **153** |
| Staub | **107** |
| Stehen | **114, 148, 156** |
| Stehen und Gehen | **74** |
| Sterilität | **22, 88, 121** |
| Stillen, nicht | **136** |
| Stimmen der Eltern | **70** |
| Stirn | **44, 141** |
| **Stoffwechsel** | **7** |
| -störungen | **66, 98** |
| Straßenarbeiten | **180** |
| Streckseiten d. Extremitäten | **42, 66, 99** |
| Streßinkontinenz | **89** |
| Striae | **11** |
| Subileus | **48** |
| Suicid | **30** |
| Syphilis | **122** |
| systemische Sklerodermie | **49** |

... UND LERNEN MACHT SPASS

# ABCDEFGHIJKLMNOPQRSTUVWXYZ

## T

| | |
|---|---|
| Tabaksbeutelmund | 39, 50 |
| Tabes dorsalis | 122 |
| **Talg** | 178 |
| -drüsen | 180 |
| -Naevi | 190 |
| Teleangiektasien | 41, 44, 103, 141, 159 |
| Testosteron | 25, 96 |
| Thoraxstarre | 40 |
| Tinnitus | 128 |
| Toxoplasmen | 62 |
| Tüpfelnägel | 67, 99, 184 |
| Traumata | 66 |
| Treponema pallidum | 122 |
| Treponemen | 35 |
| Trimenon | 10 |
| Turmschädel | 70 |

## U

| | |
|---|---|
| **Ulcus** | 41, 72, 103, 159 |
| rodens | 103 |
| unter der Brille | 44 |
| Urethra | 24, 38 |
| Urogenitaltuberkulose | 79 |
| Uterusmyom | 17 |
| UVA-Bestrahlung | 99 |

## V

| | |
|---|---|
| Vagina | 34 |
| Varikozele | 111 |
| Varizellen | 72 |
| Vena cava inferior | 152 |
| -Syndrom | 152 |
| veränderte Farbe | 45 |
| Verätzungen | 188 |
| Verbrennungen | 188 |
| Verdünnungseffekt | 144 |
| Verhornungsanomalie | 180 |
| Verhärtungen | 170 |
| Verkürzung d. Zungenbandes | 41, 50 |
| verschiedene Farbtiefen | 45 |
| verstärkte Blutungen | 18, 121 |
| Verstimmungen | 30 |
| Verwachsungen | 88 |
| verzögerter Miktionsbeginn | 25 |
| Viren | 17 |
| Vitalkapazität | 124 |
| Vitamine | 63 |
| Vitamin $B_1$ | 63 |
| vogelartig | 41 |

## W

| | |
|---|---|
| wachsartiges Knötchen | 103 |
| Wadenkrämpfe | 10 |
| Wechseljahre | 30 |
| weinerlich-defensiver Gesichtausdruck | 177 |
| Wiesengräser-Dermatitis | 188 |
| Willkürmotorik | 84 |
| Windkesselfunktion | 14 |
| Wochenbett | 29 |
| Wollkleidung | 107 |

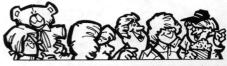

# Z

| | |
|---|---:|
| Zervixpolypen | 17, 19 |
| Zähne | 13, 14, 86 |
| Zotten | 35 |
| Zucker | 129 |
| Zweiwortsätze | 74, 156 |

## HAUT & GESCHLECHTSORGANE

Tja, das war's denn auch schon wieder für dieses Mal. Nachdem der Satzspiegel ein paar "Leerseiten" nötig machte, habe ich Ihnen noch ein Kreuzworträtsel aus der Kiste geholt, nur für den Fall. daß es Ihnen jetzt langweilig wird. Das Stoffgebiet ist Nervensystem - unschwer bereits am Titel erkenntlich.
Sie finden übrigens auch auf unserer Homepage noch ein paar Kreuzworträtsel - richtig interaktiv und mit Schummelgelegenheit, ausnahmsweise gestattet, weil die Fragen wirklich schräg sind, aber so lernt man wirklich mit Spaß und darum geht es uns doch allemal.

Meine Pläne für die Zukunft sind erst mal die Poster für die Reflexzonendiagnose und dann arbeiten wir mehr oder weniger im Geheimen an einem Langzeitprojekt, von dem sich ja vielleicht die erste Phase schon mal realisieren läßt.

Wer unsere Homepage sucht, sollte eventuell erst mal unser Ausweichseite www.takahe.com besuchen. Der Abstecher könnte sich lohnen.

Ihnen wünsche ich auf jeden Fall viel Spaß mit unserer Kopfnuß - Sie wissen ja - nur nichts zu ernst sehen

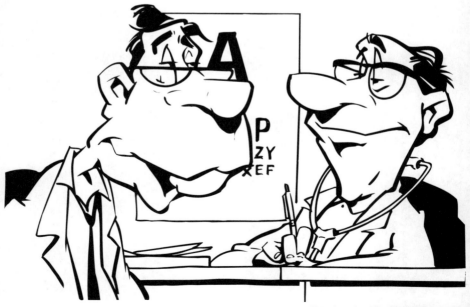

WWW.ARDEA.DE

# HAUT & GESCHLECHTSORGANE

## Wer nervt denn da, Herr Doktor?

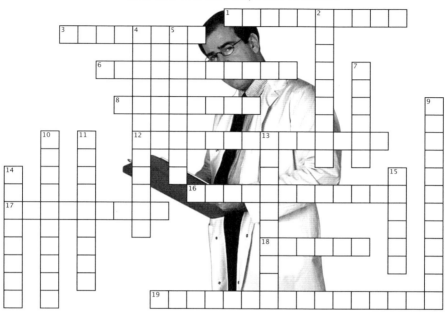

### Across
1. Braucht man zum Singen und beim Polyneuropathie-Patienten
3. Lustiger Reflex, der an der Fußsohle kitzelt
6. Arterie, die das Gehirn von hinten versorgt
8. für mehr Verständnis im Gehirn; ...-Zentrum
12. Knubbel in der Hinterwurzel des Rückenmarks
16. Einbahnstraße des Rückenmarks, die dem "Postausgang" dient
17. die vielen Eingänge der Nervenzelle heißen
18. automatische Antwort
19. kreuzt sensibel auf Höhe der Olive

### Down
2. hilft der Nervenzelle im ZNS
4. Eines der logischsten Kapitel der Vorklinik
5. Sorgt dafür, daß wir nicht straucheln
7. ist sehr verbreitet in der Schädelkapsel
9. rüttelt die Muskelfaser wach
10. komisches Männchen, das dem Gyrus präcentralis aufsitzt
11. Hohlräume im Gehirn
13. Nerv, der hoffentlich in der Mündlichen nicht gebraucht wird
14. Wer schaut denn hier um die Ecke?
15. "Verwirrung" im Nervensystem

**... UND LERNEN MACHT SPASS**

# HAUT & GESCHLECHTSORGANE

## Wer nervt denn da, Herr Doktor?

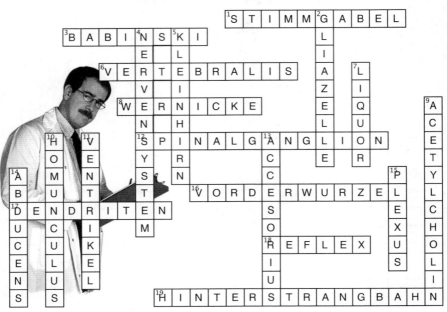

**Across**
1. Braucht man zum Singen und beim Polyneuropathie-Patienten [Stimmgabel]
3. Lustiger Reflex, der an der Fußsohle kitzelt [Babinski]
6. Arterie, die das Gehirn von hinten versorgt [vertebralis]
8. für mehr Verständnis im Gehirn; ...-Zentrum [Wernicke]
12. Knubbel in der Hinterwurzel des Rückenmarks [Spinalganglion]
16. Einbahnstraße des Rückenmarks, die dem "Postausgang" dient [Vorderwurzel]
17. die vielen Eingänge der Nervenzelle heißen [Dendriten]
18. automatische Antwort [Reflex]
19. kreuzsensibel auf Höhe der Säule [Hinterstrangbahn]

**Down**
2. hilft der Nervenzelle im ZNS [Gliazelle]
4. Eines der logischsten Kapitel der Vorklinik [Nervensystem]
5. Sorgt dafür, daß wir nicht strauchlen [Kleinhirn]
7. ist sehr verbreitet in der Schädelkapsel [Liquor]
9. rüttelt die Muskelfaser wach [Acetylcholin]
10. komisches Männchen, das dem Gyrus präcentralis aufsitzt [Homunculus]
11. Hohlräume im Gehirn [Ventrikel]
13. Nerv, der hoffentlich in der Mündlichen nicht gebraucht wird [accesorius]
14. Wer schaut denn da in die Ecke? [abducens]
15. "Verwirrendes" System [Plexus]

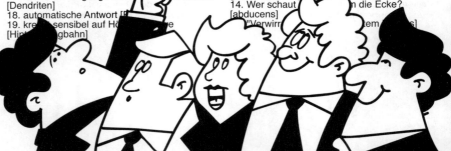